中医症状问诊

案例辨析

杜彩凤◎著

U0129551

中国健康传媒集团

中国医药科技出版社

内 容 提 要

　　本书以临床问诊所获取的常见中医症状为切入点，在概述中医症状学特点和问诊技能的基础上，详细介绍了寒热、汗出、疼痛、睡眠、饮食、二便以及女子的经带等症状的特征，结合中医理论对常见症状加以辨析，并有针对性地给出常用方剂，使问诊技能、临床辨证与处方用药能融为一体，更加契合临床实际。对于典型症状表现，还精选名家医案，通过剖析名老中医的临证思路，旨在帮助中医学子提升中医临床辨证思维能力。全书语言通俗易懂，也可以供广大中医爱好者阅读。

图书在版编目（CIP）数据

　　中医症状问诊案例辨析 / 杜彩凤著 . — 北京：中国医药科技出版社，2022.12
　　ISBN 978-7-5214-3574-0

　　Ⅰ . ①中…　Ⅱ . ①杜…　Ⅲ . ①问诊—病案　Ⅳ . ① R241.2

　　中国版本图书馆 CIP 数据核字（2022）第 214033 号

美术编辑　陈君杞
版式设计　也　在

出版　**中国健康传媒集团** | 中国医药科技出版社
地址　北京市海淀区文慧园北路甲 22 号
邮编　100082
电话　发行：010-62227427　邮购：010-62236938
网址　www.cmstp.com
规格　710×1000mm $^1/_{16}$
印张　11 $^3/_4$
字数　180 千字
版次　2022 年 12 月第 1 版
印次　2022 年 12 月第 1 次印刷
印刷　北京盛通印刷股份有限公司
经销　全国各地新华书店
书号　ISBN 978-7-5214-3574-0
定价　**48.00 元**

获取新书信息、投稿、为图书纠错，请扫码联系我们。

序言

中医，博大精深，让许多爱好中医的人望而却步，直言辨证太难；门诊上，许多患者常言自己脾虚、肾虚，但大多是道听途说，对证候也是一知半解，往往存在许多错误之处；就是进入中医院校的广大学子，在初学时也存在这样或那样的困惑。

作者主讲中医诊断学课程十余载，接触的都是刚入校不久的大一新生，更了解学生们的认知习惯和学习需求。与相对抽象的证候比起来，症状作为疾病显现于外的表象，患者可以观察到，可以真切地感受到，医生也可以借助望、闻、问、切四诊技能获取，相对更为具体，更易于掌握。故本书以问诊症状为核心，通过症状特征的解读，再结合日常生活、临床实际等对症状所提示的意义加以解析，同时还借助比喻等形式多样的表达方式，让全书的内容更加丰富、生动。比如在讲"便秘"的机理时，就引用了吴鞠通"无水舟停"的说法，将大便比喻成一叶扁舟，强调舟要想动起来，不仅需要水，还需要动力，读起来更加通俗易懂，给人印象深刻。

作者还有着扎实的临床工作基础，了解临床上需要什么样的医生，中医教育需要培养什么样的实用性人才。多年来，她一直关注中医临证思维的培养，所主持的山西省教改项目"基于知识模块的

《中医诊断学》临证思维训练模式的研究与应用"荣获2017年度山西省教学成果奖（高等教育）二等奖，在此书中也可见其教改的思路和影子。由于受客观条件限制，许多学生在实习前都没有接触过真正的临床病例，她就精选历代名家医案，通过角色扮演、医患模拟，将临床真实再现于课堂之上，甚至是有针对性地选择一些误诊误判的案例，通过对医案的辨析解读，可以更有效地培养学生的中医临证思维。故全书也辅以名家医案解读，剖析精准，读起来更切合临床，也使读者能从医案中充分领略到中医大家的风采。

作为一名老中医，尤其是关注中医诊断学学科发展的老同志，我始终关心后辈同志的发展与进步。构建中医临证思维是中医人才培养的终极目标，只要具备正确的辨证思维、医者思维，再敢于批判、质疑，将来一定能成为一名良医。我深以为然，特为此书作序。

李 晶

2022 年 11 月

前言

《"健康中国2030"规划纲要》指出：推进健康中国建设，要坚持预防为主，强化早诊断、早治疗、早康复。症状，作为疾病过程中机体表现于外的异常现象，是疾病发出的第一信号，是患者求助于医生的第一原因，也是医生判断疾病、辨别证候的主要依据。临床上，部分患者就诊时疾病已处于危重阶段，常常是因为忽略疾病早期身体所发出的信号，对疾病早期症状没有给予足够的关注所致。

要想成为一名好的中医大夫，辨证准确是关键，辨证思维的养成对于中医药人才培养来说至关重要。然而，证候作为疾病发生发展过程中某一阶段病理本质的概括，对于初学者而言相对较为抽象。与之相反，作为医生通过望、闻、问、切所获取的症状，却相对较为具体、直观。因此，从症状分析入手，以点带面，能够更有效地帮助中医学子构建临证思维模式。

在医生所获症状中，有些属于患者的主观感知感受，如怕冷、发热、疼痛、心烦等症状；还有一些如面色、舌象、脉象等，则可以通过医生诊查而被发现，属于客观的体征。问诊，作为中医诊查疾病的重要方法，是获取患者主观症状的重要途径，自古医家就非常强调问诊在中医四诊技能中的重要性，如《灵枢·师传》篇曰："入国问俗，入家问讳，上堂问礼，临病人问所便。使其受病本末，胸中洞然，而后或攻或补，何愁不中乎？"《素问·疏五过论》篇亦言："凡欲诊病者，必问饮食居处。"临床问诊的过程，不仅是建立起良好医患关系的基础，也是医生临证思辨能力的重要体现。问诊是临床医生必须掌握的一项基本技能，历来有"诊病之要领，临证之首务"之称。

在诸多症状表现中，有的在疾病发生发展过程中处于支配地位，起着决定性作用，即为"主症"。它们是疾病的中心环节。医生如果能够快速、准确地从纷繁复杂的症状中发现主症，确定主诉，找到问题的症结所在，就能使临床辨病、辨证变得简单起来，避免眉毛胡子一把抓，也可以使整个诊疗过程更有重点、更具针对性，起到执简驭繁的作用。刘渡舟老先生曾言："历代医家虽然总结了不少辨证施治的方法，但比较起来，抓主症的方法最为实用，临床应用最为广泛，因为它用起来更加具体、更加便捷、更少教条、更多灵活。"但受中国传统文化的影响，中医临证思维具有其自身独有的特点，如何解析这些症状，就成为许多初学中医的学子，或者广大中医爱好者，在学习过程中遇到的困难。

基于此，本书在概述中医症状特点和问诊技能的基础上，针对问诊部分的主要症状，包括寒热、汗出、疼痛、睡眠、饮食、二便以及女子的经带等，结合名家医案，从解析临床典型症状入手，使问诊与辨证相结合，与临床实际相符。同时，这本书在解析症状时，尽可能使用通俗易懂的语言，希望此书的受众面能够更广，让更多关注自身健康状况的人，了解临床常见症状所提示的病证机理，为早发现、早诊断、早治疗提供帮助。

本书得到山西省高等学校教学改革创新项目"基于古今医案导读的中医临证思维模式构建研究——以《中医诊断学》课程为例"（NO. J20220745）的项目资助。在撰写过程中，由于个人水平有限，难免存在疏漏和不足，还恳请各位读者提出宝贵意见。

杜彩凤

2022 年 11 月

目 录

第一章 中医症状概述

"辨证论治"是中医诊治疾病的基本原则和方法。所谓"辨证",是指在中医理论的指导下,对望、闻、问、切四诊所收集的病情资料进行综合、分析、判断,并做出证名诊断的思维过程。在临床上,那些使患者深感痛苦的症状,是促其就医的主要原因;医生也大多以这些症状作为诊疗疾病的第一出发点,进而四诊合参,辨证分析,处方用药……可以说医生的诊断与治疗往往也始于对症状的识别和辨析。然而,在众多繁杂的病情资料中,"主症"是疾病最核心的外在表现,它反映的是疾病当前阶段的主要矛盾。一方面,以主症为中心收集病情资料,可使病情资料更加条理清晰、重点突出、主次分明。另一方面,通过抓主症进行辨病、辨证分析,不仅有利于认识该疾病的本质,把握疾病的全局,还是当前辨证的重要线索和依据。刘渡舟老先生曾言:"历代医家虽然总结了不少辨证施治的方法,但比较起来,抓主症的方法最为实用,临床应用最为广泛,因为它用起来更加具体、更加便捷、更少教条、更多灵活。"可以说从症状出发,从症状入手,是中医临床常规的诊疗路径和思维模式。因此,掌握中医症状的特点及其所提示的临床意义,是临床工作的基础。

一、何谓"症"?

症,即症状,是指人体发生疾病后所反映出的各种异常现象,中医主要通过望、闻、问、切四诊进行收集。症状的表现形式多种多样,有的是患者对痛苦或不适的主观感受，如头痛、眩晕、胸闷、腹胀等，将其称为狭义的"症状"，医生的问诊是获取此类症状的主要途径和手段。有的则是医生在诊察过程中所发现的客观征象，如面色苍白、鼻翼煽动、舌苔黄腻、脉数等，被称为"体征"。实际上，有很多症状既是患者的自我感觉，他人也可以客观观察到，比如咳嗽等，因此，在临床上往往统称为症状，简称"症"，不再刻意去区分什么是主观症状，什么是客观体征。

二、中医"症"的特点

1. 中医"症"大多以宏观表现为主

中医看病强调整体观，诊断遵循"司外揣内"的基本原理，认为"有诸内者必形诸外"，因此，临床诊察病情时就更多地关注那些显现于外的宏观症状，而较少关注内部微观形态结构的变化。打个比方，中医看病有点儿像夏天买西瓜，先问问西瓜的产地，是新疆瓜还是本地瓜，新疆瓜甜，那是因为新疆昼夜温差大，日照时间长，降水量少，气候干燥，这样的环境种出来的西瓜就特别好吃；接下来，你会根据瓜皮的颜色、纹路从一堆西瓜中找一个看着比较好的，然后拿起来敲一敲，拍一拍，听一听，仔细判断一下西瓜是否成熟，这就是中医大夫面对患者时的望、闻、问、切。由于受整体观思想的指导，中医通过望、闻、问、切四诊所收集的症状，大多以宏观表现为主。以望诊为例，全身的神、色、形、态自然不用多说，就拿"局部望诊"中的"望目"来说，中医所描述的有关眼睛局部的症状，也多为医生肉眼所能够直接看到的一些外眼局部的变化，比如白睛发黄、内外眦发红、眼胞浮肿等，至于借助现代仪器设备所观察到的眼底病变，则描述相对较少。再比如，中医通过"闻诊"所获取的病情资料，异常的声音也多半是借助医生的耳朵直接听到的声音，比如咳嗽的声音、患者语声的高低、语言的变化等，像肠鸣的声音，如果声音增强了、次数增多了，无论医生还是患者本人都可以听到，如《伤寒论》第157条记载："伤寒汗出，解之后，胃中不和，心下痞硬，干噫食臭，胁下有水气，腹中雷鸣，下利者，生姜泻心汤主之。""腹中雷鸣"这类症状就被较多地记录下来，但如果声音减弱甚至消失，则较少被记录下来。随着西医学听诊器的广泛使用，在《中医诊断学》的教材中也引入了"肠鸣稀少"等症状。

2.中医"症"的量化程度相对较粗

同一个症状在不同的疾病过程中，或者在不同的患者身上，往往表现出轻重程度的差异。临床上，甚至有可能因为这种差异，导致后期医生在疾病诊断和证候辨别中做出截然不同的判断。与西医学的实验室检测指标不同，中医症状多侧重于定性的语言描述，如以"有"和"无"进行说明的"有汗"和"无汗"、"口渴"和"口不渴"等。我们的古人虽然对于症状轻重程度的区分早有认识，但对于这种区分的界定仍是借助语言去加以陈述，没有具体的数值作为参考。如对汗出的描述有"微汗""汗出漐漐""大汗""脱汗"等不同，这种量化程度，相对于数值的界定就显得较为粗糙。

3.中医"症"与"症"之间具有复杂的网络群结构

网络已经成为人们日常生活中离不开的东西，可以说网络是人类发展史上最重要的发明，它由节点和连线构成，表示诸多对象及其相互之间的联系。在计算机领域中，网络是信息传输、接收、共享的虚拟平台，通过它把各个点、面、体的信息联系到一起，从而实现资源的共享。中医诊断讲究"见微知著"的原理，症状作为疾病、证候的客观反映，就是人体这个复杂网络在疾病状态下的点。当疾病发生时，人体任何一个微小症状的出现，都提示人体全身的不协调、不健康，必然伴随与其相关联的症状群出现，呈现一个复杂的网络群结构。中医证候的辨识也强调是以一组相关联的症状群共同出现为基础的。因此，鉴于症状之间所存在的复杂关联性，就要求医生在临床收集患者病情资料的时候，不能只注重其中某一个或者某几个症状表现，而是要四诊合参、全面详细地收集资料，这样才能更快、更准地发现疾病的本质。

4.中医"症"在一定情况下，存在微小、隐匿的特点

发现异常症状是临床诊疗的第一步，但随着现代科学技术的迅猛发展，辅助仪器检查设备的广泛使用，人们对健康关注度的不断提高，临床上大量"无症状"患者在健康体检过程中被提前发现，如癌症早期、无症状性脂肪肝、高血压病等。仔细区分这些"无症状"的情况，大体可以分为以下几种：

（1）患者的症状表现轻微，被患者主观忽视。一些微小的、偶尔出现的、若有若无、时隐时现的症状，并未给患者带来显著的不适，在生活中往往容易被忽视，即使在就诊过程中，也容易被一带而过，因此，造成临床上"无症可辨"的假象。比如很多女性在看"月经不调"的过程中，当被问及有无怕冷或者发热的症状时，才会陈述平常自己总是手脚冰凉，但临床上却很少有患者单纯因为手足冷前来就诊。

（2）处于潜藏、隐匿阶段，尚未显现出的症状。例如，有些癌症早期患者，疾病可能是在常规体检过程中发现的，患者并无明显的不适感觉，似乎也产生一种"无症可辨"的现象。究其原因，可能是早期阶段，虽然机体内在的病理变化已经产生，但由于病灶较小，对人体的破坏非常轻微且对人体的消耗也很轻，导致人体没有任何不适的感觉。

（3）由于有效治疗而暂时得到控制的无症状表现。临床上经常遇到这样的情况，患者首先明确告诉医生，说其患有高血压、糖尿病等，但目前规律服用降压药或降糖药，血压、血糖已经被控制在正常范围之内，身体也没有明显不适，找大夫的目的就是为了服用中药进行调理。在王天芳教授主编的英文版教材《中医诊断学》中，举过一个有关主诉表达 的 例 子 ， 说：For example, a patient of diabetes visited a practitioner for "diabetes" without any symptoms of diabetes. The condition is well controlled by the medicine she or he administrated. In this case, it is acceptable that the chief complaint is "diabetes for seven years"。（例如，一位糖尿病患者，因规律服用降糖药物，病情已经得到有效控制，目前没有任何糖尿病的症状表现。当其就诊时，像"患糖尿病 7 年"这样的主诉也是可以接受的。）这与平常教学中反复强调的只有症状、体征才能进入主诉的说法，已经有了一定的改变。

5. 同一症状在不同疾病、证候辨识过程中所起的作用不同

同一个症状，在不同的疾病中，或者在同一疾病的不同阶段，或在不同的患者身上，不仅有轻重程度的差异，对于疾病、证候的辨识，还存在主次之分。随着中医证候量化诊断的提出，出现了半定量的证候诊断标准，随之也产生了主症与次症的说法。所谓主症，是指病人所有病情资料中的主要症状或体征，多是病人主诉最明显、最痛苦的不适，是病人就诊的主要原因，也是临床医生辨病、辨证的主要依据。次症，则是指对辨病、辨证起相对次要作用的病情资料，对主症起着辅助、旁证、补充乃至反证等作用。其表现一般不如主症突出或者明显，有时可能随着主症的产生而产生，随着主症的变化也会发生相应的改变。例如《伤寒论·辨太阳病脉证并治》第1条："太阳之为病，脉浮，头项强痛而恶寒。"历代医家也常说"有一分恶寒，便有一分表证"，因此，恶寒发热、头身疼痛、脉浮就是临床辨别表证的主症。当然，在患者身上，还可以看到鼻塞、流涕、打喷嚏、稍微有点咳嗽等次要症状。但由于疾病始终是处于不断发展变化中的，因此主症与次症之间也不是一成不变的，尤其是在证候兼夹、转化的时候。仍以表证为例，若外邪不解，疾病进一步发展，邪气入里侵袭肺脏，则可能以咳嗽、咯痰、气喘等为主要问题，此时，咳嗽就成为主症，倘若患者表证未解，仍可兼有恶寒的表现，但此时也仅作为兼症，起到一定的补充作用。

三、病、证、症的关系

翻开中医临床各科教材，你可能会发现，怎么在《中医诊断学》教材中所提及的症状名称，在这里却成了疾病的名称，比如咳嗽、头痛、惊悸、便血等。在中医学体系中，疾病、证候和症状之间有什么不同，彼此之间又存在怎样的关系呢？

病，即疾病，是对疾病发生发展全过程的特点和规律的病理概括，是在病因作用下，机体正邪交争，阴阳失调，所出现的具有一定发展规律的全部演变过程。人们对辨病的认识先于辨证，早在甲骨文中就有疾首、疾身、龋、蛊、疟等病名的记载。例如，在我国至今已知的最早的医方著作《五十二病方》中，就罗列了52种疾病名称作为篇名，疾病种类涉及内、外、妇、儿以及五官科等。

证，是中医学中特有的概念，有患病的证据、诊断的凭证之意。新中国成立后，主张中西医并重，中医界将"辨证论治"作为中医学的特点之一，从而"证"也被赋予了新的含义。证，是指疾病发生和演变过程中某一阶段本质的反映，它是一组相关的症状，可不同程度地揭示病因、病机、病位、病性、病势。如肝胆湿热证，病位在肝胆，病性为湿热，其临床表现为以胁肋灼热胀痛、厌食腹胀、口苦尿赤或黄疸、舌红苔黄腻、脉弦数为主的一组症状群。

结合前面所介绍的"症"的概念，可以清楚地看出病、证、症属三个不同的层次，三者既有联系又有区别。病和证都是本质，辨病与辨证，是中医学从不同角度对疾病本质进行认识的方法。病强调对疾病发生、发展、演变全过程的认识，证则是对疾病所处某一阶段病理本质的概括。同一疾病可形成不同的证，而同一证又可见于不同的疾病中，病与证具有纵横交错的相互关系。症状作为表现于外的现象，是医生们准确辨病和辨证的基础。例如，温病是以急性发热、口渴、尿黄等为临床特征的外感热性病，一般表现为卫分证、气分证、营分证及血分证不同证候的病变全过程。以生活中常见的"感冒"来说，"感冒"是一个典型的中医病名，多因感受外邪所致，具有自身完整的发生、发展、转归的规律。生病之后，很多人会出现怕冷、发烧、鼻塞、流鼻涕、打喷嚏等表现，这些现象就是"症状"，是医生诊断疾病和辨别证候的依据。许多人感冒之后，由于病情比较轻微，就想着去药店买点中成药。市面上也有许多中成药能够治疗感冒，是不是随便买哪个都行呢？其实不然，药物的功效说明上有辛温解表与辛凉解表之不同，这就是针对不同的证候进行治疗，证更强调对疾病当前阶段机理的把握。

四、症状的获取途径与方法

症状是临床疾病诊断、证候辨识的敲门石，中医诊察、收集病情资料的基本方法和手段主要包括望、闻、问、切"四诊"。春秋战国时期著名医家扁鹊，即通过切脉、望色、听声、写形而"言病之所在"。

（1）望诊　是指医生运用视觉，观察患者的神、色、形、态，身体局部（头面、五官、四肢、二阴、皮肤）及分泌物、排泄物的形、色、质、量等，以发现异常情况了解病情的一种诊察方法。其中，通过观察人体舌质、舌苔和舌下络脉的变化，以了解人体生理功能和病理变化的诊察方法，即舌诊，不仅是望诊的重要内容，也是中医独具特色的诊法之一。

（2）闻诊　是指通过医生的听觉分辨患者语言、呼吸、咳嗽、呕吐、嗳气、肠鸣等声音，以及运用嗅觉发现患者发出的异常气味与排泄物、分泌物的气味，以了解病情的诊察方法。

（3）问诊　是指医生对患者或陪诊者进行有目的的询问，了解患者的现症、引起疾病的原因、病变过程、诊疗经过以及患者的生活习惯等情况，从而为诊断疾病搜集有关资料的诊察方法。

（4）切诊　是指医生用手切按脉搏与患者身体的一些部位，如肌肤、手足、胸腹、腧穴等，根据手的触觉所得的脉象变化与局部的异常反应，以了解脉象和体表局部的变化，从而了解病变情况的诊察方法。

四诊是医生运用自身不同的感觉器官（眼、耳、口、鼻、手），从不同角度、不同侧面获取病情资料的方法，它们所搜集到的病情资料各有侧重，相互补充。《难经》对四诊即有神、圣、工、巧之论，谓"望而知之谓之神，闻而知之谓之圣，问而知之谓之工，切而知之谓之巧"。四诊，作为中医收集临床病情资料的主要手段和方法，要想确保资料的客观、准确、重点、全面，就必须"四诊并用""四诊合参"。李延罡对四诊合参做过很形象的比喻，他说："望闻问切，犹人有四肢也。一肢废不成其为人；一诊缺不成其为医。"由此可见历代医家对四诊合参的重视。伴随着科学技术的迅猛发展，各种先进的诊疗仪器设备给现代医学发展注入了新的活力，中医如何将仪器检测结果纳入症状学的范畴之内，为临床辨病、辨证提供依据，也成为当今研究的新课题。举个非常简单的例子，就拿望诊来说，传统的望诊是借助医生的视觉来获取病情资料的，但随着医学仪器的迅猛发展，B超、X光、CT、胃镜等可以使我们看到原来不能看到的部位，如果能够有效利用上述病情资料，将其与中医辨证相结合，必将促进中医的发展。

五、从主症分析入手辨别证候的临床思路

中医作为中国传统文化的重要组成部分，贯穿着朴素的唯物辩证法。按照唯物辩证法的认识，在复杂事物的发展过程中，存在着许多矛盾，其中必有一种矛盾，它的存在和发展决定或影响着其他矛盾的存在和发展。这种在事物发展过程中处于支配地位、对事物发展起决定作用的矛盾就是

主要矛盾。其他处于从属地位、对事物发展不起决定作用的矛盾则是次要矛盾。主要矛盾和次要矛盾相互依赖、相互影响，并在一定条件下相互转化。基于上述理论指导下的方法论，就要求我们：做事情一定要把握主要矛盾，抓重点、抓关键，但又不能忽略次要矛盾，要做到统筹兼顾。既反对不分主次的"眉毛胡子一把抓"，又反对只抓主要矛盾，忽略次要矛盾的"单打一"。

中医临证思维，是以中国优秀的传统文化为基础，在中医理论指导下，认识、诊断和治疗疾病的思维过程，它贯穿于临床诊疗的全过程。其中，辨证思维尤为重要。所谓"辨证"，是在中医理论和辨证纲领的指导下，运用正确的思维，对四诊获得的病情资料进行辨别、分析、综合、推理，以求得证名结论。然而，在众多繁杂的病情资料中，"主症"是疾病最核心的外在表现，它反映了疾病当前阶段的主要矛盾。

1. 主症的作用

基于哲学上主次矛盾的原理和方法，反思中医临床辨证论治的整个过程，可以说中医临证思维过程就是分析矛盾、解决矛盾的过程。就诊的患者提供给医生的是他们所感知感受到的自己身体的一切不适，也就是之前所提及的症状。面对这些或多或少、或简单或复杂的症状，医生首先要做的就是确立主诉，明确主症。

在四诊过程中，抓住主诉，以主症为中心，开展有序的望、闻、问、切四诊，收集病情资料，可使病情资料条理清晰、重点突出、主次分明。由于患者的陈述往往零乱、主次不分，因此主症的确定就成为诊断过程中的难点之一。临证如何快速、准确地确定主症，往往取决于医生扎实的中医基础理论、熟练的四诊技巧、丰富的临床经验，尤其是正确的辨证思维。一般来说，当患者就诊时急于陈述的症状，或者在整个病情陈述的过程中不断重复进行说明的症状，往往可以初步判定其为主症。当然由于患者表述习惯的不同，或者因难言之隐刻意隐晦等，医生还需要耐心询问，反复核实，要善于从患者所诉的症状中发现主要问题，及时把握诊断方向，不可主观臆断。对于已经确定的主症，还需要对症状发生的确切部位、时间、严重程度、性质、加剧或缓解的条件、病变的新久缓急等进行详细询问。

到了辨病、辨证阶段，仍应紧紧围绕主症进行。主症是疾病诊断的主要依据。以症状为病名是中医诊断的特色之一，如麻疹、不寐、痛经等疾病，都是以主症作为病名。并且主症往往贯穿于疾病的始终，能够反映疾病的主要矛盾，表达病变的主要方面。因此，抓住主症，更有利于认识疾病的本质，把握疾病的全局，对疾病做出明确的诊断，进而指导疾病的治疗。主症还是辨证最重要的线索和依据。一方面，通过对主症的辨析，可以初步确定病变部位。如以咳喘为主症，其主要病位可能在肺；若以心悸为主症，其主要病位则可能在心。另一方面，根据主症表现的特点，并结合其他兼见症状，可以明确病变的寒、热、虚、实等病变性质。如同为咳嗽，若兼见咯痰黄稠，则病性多为热；若兼见咯痰稀白，则病性多为寒。

2. 次症、兼症的作用

主症虽是当前辨病、辨证的重要线索和依据，但对于证候的正确诊断，次症、兼症的价值不容忽视。

（1）次症对主症起着辅助、证实、补充等作用。临床上每个症状对于病或证的诊断来说，都具有意义，都从不同的侧面反映出病或证的本质属性，若仅辨析少数症状，哪怕是主症，也难以完全反映其病机；即使某些阴性症状，如口不渴、二便调、眠佳等，也常起到鉴别诊断的作用。如风寒束肺证、寒饮阻肺证、心肺气虚证等均以咳嗽而痰稀色白为主症。若伴见恶寒发热、头身疼痛等兼症，辨为风寒束肺证；若伴见哮喘苔滑、形寒肢冷等兼症，辨为寒饮阻肺证；若伴见胸闷心悸、气短乏力等兼症，则辨为心肺气虚证。另外，主、次症的划分是相对的，且随着疾病的发展而不断变化，尤其辨证之初，何为主症尚无定论，所以，只有将收集到的所有症状、体征综合在一起分析、辨识，才能完整地揭示病、证的本质。

（2）在特定条件下，次症还可对辨证起到关键作用。例如：在寒热、虚实错杂或真假证候中，少数或个别症状与多数症状病性相反时，常常决定着整个证的诊断结论。此外，舌象、脉象是中医临床重要的体征，虽一般情况下并不作为主症，但对于中医判断病机、识别证候，发挥着不可替代的重要作用。例如，当代名中医刘渡舟教授曾治一未婚女青年，月经淋沥不止已有数月，面色萎黄、疲乏无力；问其睡眠为心烦难寐，偶尔得睡又乱梦纷纭，反增疲倦；切其六脉皆滑数，察其舌红而舌尖尤甚。从病情分析，患者主诉月经淋沥不止数月，当然应视为主症；索其前服之方，俱属温补涩血之品。刘教授抓住"心烦难寐"这一症状及舌尖红脉滑数的体征，按《伤寒论》第303条"少阴病，得之二三日以上，心中烦，不得卧，黄连阿胶汤主之"的经旨，论断患者月经淋沥不止乃心火迫血而不归经所致，投黄连阿胶汤5剂而经血止。

因此，依靠中医学基本理论，应以症状为病证诊疗的出发点，故本书以问诊症状作为主线，从症状特征剖析入手，强调主症辨析对于临床辨病、辨证的重要性，当然这里所说的症状不是孤立的，不是头痛医头、脚痛医脚，而是以某一症状为核心，在不同的病、证中，可兼见不同的症状而呈现出有密切关联的症状群。另外，医案是临床诊疗实践的真实再现，是在中医理论指导下，通过具体的医疗实例，记录医家辨病、辨证、立法、处方的实际诊疗全过程的叙议结合的传统临证文本，蕴藏着历代医家辨证论治的宝贵经验和知常达变、圆机活法的思维方法，也是中医学得以传承、发扬的至关重要的载体。章太炎先生说："中医之成绩，医案最著，循此钻研，事半功倍。"故在症状诠释的过程中适度插入少量典型医案，结合案例解析，目的在于帮助志在学习中医的人能够更贴近临床实际情况，从问诊所得的某一症状开始，逐渐缩小范围，使辨证更加精准。

第二章 问诊概述

问诊，是医生有目的、有步骤地询问患者或陪诊者，了解疾病的发生、发展、诊治经过、现在症状和其他与疾病有关的情况，以诊察疾病、判断病证的方法。问诊，是医患之间通过语言交流获取病情资料的方法，是每一位医生必须掌握的基本技能，早在《黄帝内经》中就有"凡欲诊病者，必问饮食居处……""必审问其所始病，与今之所方病……"的相关论述。

一、问诊的意义

问诊，往往是医生接触患者的第一步，在朱文锋教授主编的《中医诊断学》教材中，就曾将问诊置于四诊之首进行讲述。问诊的重要性体现在哪些方面呢？

第一，问诊可以收集其他三种诊察方法无法获取的病情资料，为疾病的诊治提供重要线索。首先，患者的自觉症状主要通过问诊获取。症状作为临床辨病、辨证的重要依据，其中自觉症状属患者的自我感知感受，尤其是在疾病的早期，患者只有自觉症状，尚无异常的客观体征时，通过问诊获取病情资料，就显得尤为重要。其次，患者就诊前所发生的一切，包括疾病是如何发生的，在发展的过程中有何变化，曾经是否进行过诊疗，前期医生给出的诊断是什么，进行过哪些治疗，治疗效果如何等，也是通过问诊来获取的。比如患者感冒后，早期可能有怕冷发热的症状，很多人可能会自己买点药，吃完不怕冷也不发烧了，但就是咳嗽好不利索，这时候才来找医生看病，对于就诊前所发生的这些情况都需要医生通过问诊才能获知。再者，患者既往健康状况如何，是否得过什么病，个人生活情况如何，家族有没有什么遗传病等，也是帮助医生分析病情的重要资料，也需要医生通过询问来获知。此外，临床的某些病证表现虽属于其他三诊的检查范畴，但受各种具体因素的影响和条件限制，也常常需要通过问诊来获得。比如分泌物与排泄物的形、色、量、质、味及疾病发作的即时状态，虽然是通过视觉、嗅觉所获知的，但往往是患者本人先获取相关信息后，然后再通过医患之间的沟通、交流传达给医生。

第二，问诊对其他三种诊察方法具有一定的指导意义。许多人都有过就诊的经历，当患者和医生陈述"大夫，我最近腿有点肿"时，医生一定会弯下腰，让患者撸起裤腿，用手按压小腿，因为中医学认为人体水液输布代谢失常，泛滥肌肤即为水肿，主要表现为按之凹陷，不能随手即起，这是医生在问诊的指导下，有目的、有重点地进行切诊。倘若患者和医生说："大夫，我最近脸上的痘痘冒得特别厉害"，医生则会仔细观察患者长痘痘的部位、形状、颜色、大小等，这是在问诊的指导下，医生进行局部望诊。一个好的医生，往往能通过问诊快速抓住患者的主要问题，然后利用自己头脑中的知识与经验，围绕患者的主诉进行望、闻、切及其他必要的检查。当然，强调问诊对其他三种诊察方法的指导意义，并不是说医生需要机械地完成问诊后，再进行望诊、闻诊、切诊的操作。中医诊察疾病注重四诊合参，各种诊察方法是参合着进行的，问诊及其他检查的内容、形式根本上取决于临床辨病、辨证的需要。

第三，问诊能够帮助建立良好的医患关系。医生与患者接触最初，往往始于医生的询问，正确的问诊方法和良好的问诊技巧，不仅能够使医生充分掌握患者的病情资料，还能使患者充分感受到医生的亲切和可信。在疾病面前，医患双方是同盟军，有着"战胜病魔、早日康复"的共同目标，医患双方在抵御和治疗疾病的过程中都处于关键位置，患者充分信任医生，积极主动配合治疗，对于取得良好的治疗效果往往非常重要。一些暴力伤医、医疗纠纷背后，可能就是因为医患双方沟通不够，患者对医生存在一定的误解，进而才导致医患关系不和谐，产生医疗纠纷。

第四，问诊具有健康教育作用。一些疾病尤其是慢性疾病的发生，往往与患者的不良生活方式和习惯有关。比如经常不吃早餐、暴饮暴食、嗜酒、缺乏运动、熬夜等，这些糟糕的生活习惯显著增加许多疾病的发生概率。医生通过问诊，了解患者与目前疾病状态有关的不良个人生活习惯或方式，不仅有助于疾病的诊断，而且还能够通过医患沟通进行健康教育，及时给予患者适当的劝诫和指导，有利于疾病的有效治疗及早日康复。在门诊经常遇到这样的患者，以失眠为主诉前来就诊，通过询问得知患者属于典型的晚上不睡、早上不起的情况，一般醒来都在上午九十点钟甚至是中午的时间，因此失眠与患者不良的睡眠习惯有着密切的关系。除了针对病情辨证治疗外，还需要对患者进行健康教育，促使其及时改变不良的睡眠习惯，调整睡眠时差，这样才能达到更快、更好地治愈疾病的目的。

第五，问诊具有咨询和心理治疗作用。随着医学模式的转变，从生物、心理、社会等多方面综合起来认识人类的健康和疾病，发现许多疾病与不良情绪刺激和心理社会因素密切相关。通过问诊，医生可及时了解患者的情绪、思想动态等，这不仅有助于疾病的诊断，还能给予患者针对性的心理疏导，减轻患者的心理负担，使其正确对待自己的疾病，提高治疗的依从性，有助于疾病的早日康复。比如，围绝经期女性因为卵巢功能逐渐衰退，雌激素分泌减少，临床上常会出现心烦易怒等情绪症状，这些心理行为变化往往不受患者自我意识的控制，在临床中应及时关注患者的情绪变化，通过语言沟通起到一定的心理治疗作用。

临床问诊，大体需要明确以下几个方面的问题：问谁？问什么？怎么问？

二、问诊的对象

问诊的对象包括患者本人和陪诊者。由于疾病所表现出的症状中，有很大一部分是患者个人的主观感受，如头晕、乏力、疼痛、烦躁等，如果患者自己不主动说，医生就很难准确获知，基于此问诊的对象最好是患者本人。当然，在一些特殊情况下，比如问诊的对象为小儿，孩子年幼，不会说或者是说不清楚，往往要由家长代为陈述，因此古时将儿科称为"哑科"。在医院儿科门口，我们经常可以看到一大家子人来陪一个孩子看病，你一言我一语，急于向大夫陈述孩子的病情。再比如，当突发意外或危急重症时，若患者本人已经丧失意识，无法对疾病发生、发展以及当前的症状予以陈述，这时陪同就诊者就成为问诊的主要对象。也许这些人不是家属，但由于他们对事情有大体的了解，可以给出简单的陈述，让医生对病情有初步的了解，帮助医生快速进行救治和处理。所以，问诊的对象主要包括患者本人和陪诊者两类人群。

三、问诊的内容

问诊的内容主要包括一般情况、主诉、现病史、既往史、个人生活史、家族史和现症。临床上，应根据就诊对象的具体情况，如初诊或复诊、门诊或住院等，采取有针对性的询问。

1. 一般情况

一般情况包括姓名、性别、年龄、婚况、民族、职业、籍贯或出生地、现住址、工作单位、就诊或入院日期、记录日期、病史叙述者及可靠性等。若非本人叙述应注明其与患者的关系。对于年龄的记录，需要写实足年龄，不得用"儿童"或"成人"来代替。对于小儿的年龄，如果满 1 周岁的，以实足年龄的相应整数填写；如果年龄不足 1 周岁的，则按照实足年龄的月龄填写，甚至新生儿可以具体到天或出生后多少小时。

询问一般情况有两方面临床意义：一方面，秉承对患者负责的原则，可以随时与患者或家属进行联系沟通，或者对患者的病情发展进行追访调查，及时对出院患者进行康复和健康管理指导，促进更好恢复健康。另一方面，医生可以从中获取与疾病有关的资料，为当前疾病的诊治提供依据。如问年龄，小儿容易患麻疹、水痘、百日咳等病，老人容易患胸痹、中风、肺胀等病；青壮年气血充盛，抗病力强，患病多实证；老年人气血已衰，抗病力弱，患病多虚证。问性别，妇女在生理上有经、孕、产、乳、带等特点，病理上则有经、带、胎、产等方面的特殊病证；男子生理上有阴茎勃起及排泄精液等现象，病理上则有遗精、滑精、阳痿、早泄等病变。问职业，可帮助了解某些病的病因，如水中作业者，易中湿邪患寒湿痹病；还可了解某些职业病，如矽肺、铅中毒等。问籍贯、住址往往与地方病有关，如瘿瘤病、大骨节病等。如居处高山地区缺碘易患瘿瘤；岭南地区多山岚瘴气易发疟疾。问季节，冬春季节多发感冒、咳喘；夏秋季节易患痢疾、秋燥等。

2. 主诉

主诉是患者就诊时陈述的最感痛苦的症状或体征及其持续时间。如"四肢关节游走性疼痛 1 个月"；"反复咳喘 2 年，加重伴心悸半月余"。主诉是促使患者就诊的主要原因，往往也是疾病的主要矛盾所在。因此，确定主诉可以为初步判断疾病的范畴、类别、病位、病变的部位、性质以及病势的轻重缓急等提供重要的线索。可以说，抓准了主诉，就等于抓住了当前疾病的主要矛盾，对疾病的正确诊断具有重要的价值。记录主诉时要注意以下几个方面：

第一，主诉要求用具体的症状、体征描述，注意不能把病名、证名或检查结果列为主诉。如"发热、咳嗽 3 天"，不能写成"感冒 3 天"或"风热袭肺 3 天"。若患者自觉无症状，仅是在常规体检时发现检测指标异常而前来就诊，则可以例外。

第二，主诉是患者所有临床表现中最痛苦的症状或体征，一般不超过三个。医生应抓住一个或相互关联的两三个症状确定为主诉，问诊时要善于围绕主诉进行深入、细致的询问，将主诉所述症状或体征的具体部位、性质、程度、时间、加重或缓解的因素等询问清楚，不能笼统、含糊。

第三，记录主诉时不要遗漏症状或体征的持续时间。对于时间的描述，若所有主症出现的时间是统一的，记录一个时间即可；若随着疾病的发展变化，主症发生了改变，时间上也表现出先后顺序不统一的情况，记录时则应按症状发生的时间顺序用简洁、精练的文字予以归纳（一般不超过 25个字）。如"头目眩晕 10 年，手指发麻 1 个月，突然昏倒半日"。

3. 现病史

现病史是指患者从起病到此次就诊时疾病的发生、发展和变化过程以及诊治经过，是问诊的主体部分，为临床诊病辨证提供主要依据。现病史的内容包括以下四个方面：

（1）起病情况 主要包括发病时间的新久、起病的缓急、发病的原因或诱因、最初的症状及其性质、部位、当时处理情况等。详细了解患者的发病情况，对于辨识疾病的原因、部位及性质等具有重要的作用。一般起病急、病程短者，多为外感病，多属实证；凡起病缓、病程较长，反复发作，经久不愈者，多为内伤病，多属虚证，或属虚实夹杂证。生活中，一次寒潮来袭，温度骤降10℃以上，就诊的外感病的患者人数就显著增加；情志内伤是情志病发生的主要原因，如《杂病源流犀烛》中说："诸郁，脏气病也，其原本于思虑过深，更兼脏气弱，致六郁之病生焉"；一日三餐，如果饮食不规律，甚至有些人因为想多睡一会儿，或者为了减肥，就直接忽略掉早餐或晚餐，这也是现在导致临床脾胃病频发的重要原因。

（2）病变过程　是指从患者起病到本次就诊时病情发展变化情况。医生了解患者的病变过程，一般可按疾病发生的时间顺序进行询问。如发病后出现哪些症状，症状的性质、程度如何，何时在何种情况下病情好转或加重，何时又出现新的病情，病情变化有无规律等。通过询问病变过程，有助于了解疾病的病机演变情况及发展趋势。

（3）诊治经过　是指患者患病后至此次就诊前所接受过的诊断与治疗情况。有些患者，尤其是病情迁延较久者，往往在此次就诊前已经辗转多家医院。所以，一般对初诊者，很有必要按时间顺序详细询问患者起病时的主要症状，曾在何处做过哪些检查，结果怎样；做过何种诊断，诊断的依据是什么；经过哪些治疗，治疗的效果及反应如何等。了解患者的既往诊治情况，对当前的诊断和治疗有重要的参考和借鉴作用。

（4）现症　是指患者就诊时所感到的一切痛苦和不适，以及与疾病相关的全身情况。现症是问诊的主要内容，是辨病辨证的重要依据之一。现症虽然属于问现病史的范畴，但包含的内容较多，故本章后将逐一进行讨论。

4.既往史

既往史，又称过去病史，是指除主诉所述疾病以外的患病或健康情况，特别是与现患病有密切关系的疾病。在记述既往史时，应注意不要和现病史相混淆。既往史包括：

（1）平素健康状况　患者平常的健康状况可能与其现患疾病有一定关系，可作为分析判断病情的参考依据。一般素体健壮，正气充足，抗病能力强，患病多为实证；素体衰弱，正气亏虚，抵抗力弱，患病多为虚证；

素体阴虚，易感温燥之邪，且患病后易化热化燥，病性多属热；素体阳虚，易受寒湿之邪，且患病后易寒化湿化，病性多属寒。

（2）既往患病情况　是指患者过去曾患疾病（不包括主诉中所陈述的疾病）的情况。

既往患病情况，是指询问患者过去曾患过何种其他疾病，尤其是传染病、地方病、职业病等，是否复发过，现在是否痊愈，现在还有何病情表现，对现患疾病有无影响；是否接受过预防接种；有无药物或其他物品的过敏史；做过何种手术治疗等。由于这些情况可能与本次所患病证有着密切的关系，对现患疾病的诊断具有一定的参考价值。如"中风"患者多有"眩晕"病史，哮病、胸痹、痫病等，虽经治疗后症状消失，但由于尚未根除，在某些诱因作用下即可导致其旧病复发；小儿白喉、麻疹等传染性疾病的发生，与是否有疫病接触史和预防接种情况都有直接关系，通过详细询问既往情况，可做出鉴别诊断。

5. 个人生活史

个人生活史主要包括生活经历、饮食起居、精神情志、婚姻生育等情况。

（1）生活经历　医生询问患者的出生地、居住地及经历地，应注意某些地方病或传染病的流行区域，以及患者的居住环境和条件，以便判断所患疾病是否与此相关。

（2）饮食起居　饮食起居包括平时的饮食嗜好与生活起居习惯等。不良的饮食与生活起居习惯，对身体健康的影响很大，甚至可导致疾病的发生。了解患者个人的饮食嗜好、生活起居等情况，对判断分析患者的体质、病情具有一定意义。如嗜食肥甘者，多病痰湿；偏嗜辛辣者，易患热证；贪凉饮冷者，易患寒证；饮食无节、嗜酒过度者，易患胃病、肝病等。好逸懒动者，气血周流不畅，易生痰湿；劳累过度、房室不节者，易耗伤精气，多患诸虚劳损。

（3）精神情志　问精神情志状况是指了解患者平素的性格特征、当前精神情志状况及其与疾病的关系等。人生活在社会之中，不可避免有外界因素的刺激，使精神情志产生变化，不良的情志刺激可导致人体阴阳失调，气血不和，经络阻塞，脏腑功能紊乱，从而引起疾病的发生。同时，人的精神情志变化，对某些疾病的发展变化也有一定影响。因此，询问、了解患者的性格特征、当前精神情志状况及其与疾病的关系等，有助于对疾病的诊断和治疗。如患者平素性格内向，或忧思恼怒者，易患郁证。若病起于情志刺激者，多出现肝气郁结、肝郁化火等证候表现，对于这类病证在药物治疗的同时，还可辅以一定的心理治疗，帮助患者尽快康复。

（4）婚育状况　对成年男女患者，应注意询问其是否结婚，结婚年龄，有无生育，配偶的健康状况以及配偶有无传染病或遗传病等。对女性患者要记录其经、带、胎、产的情况，如初潮年龄或绝经年龄、月经周期、行经天数，月经和带下的量、色、质等变化。已婚女性还应询问妊娠次数、生产胎数，以及有无流产、早产、难产等。

6. 家族史

家族史包括询问与患者有血缘关系的直系亲属（如父母、兄弟姐妹、子女）以及与其长期生活相处和接触密切的人（如配偶）的健康和患病情况，必要时应注意询问直系亲属的死亡原因。世界卫生组织指出，在人的健康长寿影响因素中遗传因素占15%，仔细询问并让患者如实回答家族史可以得到某些遗传性疾病的线索或评估其患病的风险；有些传染性疾病如肺痨等，与生活接触有关。因此，询问家族史对诊断某些遗传病和传染病有重要意义。

四、问诊的方法和注意事项

《难经》言："问而知之谓之工。""工"本义是指工匠的曲尺，《说文解字》作："工，巧饰也，像人有规矩。"段玉裁注："直中绳，二平中准，是规矩之。凡善其事，曰工。"神圣工巧，用"工"来描述问诊，目的是强调问诊在临床上是个技术活。医生要想用好问诊，除必须熟练掌握问诊的内容，具有较扎实的理论基础和丰富的临床经验外，还应掌握好问诊的方法和沟通技巧，以提高问诊的效率，获得更加全面、准确的病情资料。因此，"怎么问"就成为摆在医生（尤其是初学者）面前的一个重要问题，在王忆勤教授主编的案例版《中医诊断学》教材中收录了一则头痛的临床问诊案例，在此借助本案分析一下问诊的方法和注意事项。

【案例】

医生：您怎么不舒服了？

病人：头痛。

医生：多长时间了？

病人：1 周。

医生：能描述一下您头痛的特点吗？

病人：左半侧头部胀痛。

医生：以前疼过吗？

病人：疼过，从 2 年前开始，每年犯几次，常常在工作压力大、精神紧张时复发。

医生：您的睡眠如何？

病人：最近睡眠也不好，有时入睡困难，做梦多，第二天感到没睡够。

医生：您最近的情绪如何？

病人：最近脾气容易急躁、发火。

医生：您的胃口好吗？

病人：还可以。

医生：平时感到口干吗？喜欢喝水吗？

病人：最近总觉得口干，早晨起来感到口苦，喜欢喝水。

医生：大便正常吗？

病人：大便偏干，1~2 天解一次大便。

医生：伸出舌头来，我看看（舌质色红，舌苔薄黄）。

医生：让我摸摸您的脉（脉弦滑）。

……

医生问诊的过程，实际上就是医患之间双向沟通的过程。双方沟通的有效程度不仅直接影响医生获取病情资料的全面性和准确性，而且关系到临床诊治效果、患者的满意度等。因此，为提高这种沟通的有效程度，必须在掌握好中医理论知识的前提下，认真学习问诊的方法与技巧，加强临床实践训练，并注意以下事项：

1. 接诊初期的导入

临床问诊中，融洽的氛围、医患双方平等的关系，是确保有效问诊的重要条件。相互尊重、平等相待是医患沟通的基本前提和基础，医患双方的关系应该是平等的，但由于患者对疾病的恐惧，对医疗环境的生疏，在问诊开始时，许多患者常会伴有紧张、恐惧等负性情绪，叙述病情往往缺乏系统性，容易有所遗漏。此时，医生首先应当理解患者的疾苦，做到态度和蔼，使用恰当的语言或者肢体行为，主动营造出一个较为宽松、和谐、温暖的就医环境。比如，当患者进入诊室时，可以使用"您好""让您久等了"的语言给予问候，让患者能够在就诊的第一时间就感受到自己已经被医生所接纳，医生会尽自己最大所能来帮助患者缓解病痛，有助于解除患者的紧张和不安情绪。另外，医生还可以向患者做一下自我介绍，比如自己的专业优势是什么，临床善于诊治的疾病有哪些等，这一行为可间接地向患者传达一种医患平等的信息，能够帮助建立起患者对医生的信任，缩短医患之间的距离，使患者感到温暖亲切，愿意主动进行交流，在整个问诊过程中能够毫无避讳地将自己的所有情况告知给医生，能够平静而有条理地叙述病情。作为医生，在问诊中还要随时注意患者的精神、心理活动，对患者的叙述内容要反应平和，不要给患者以各种不良刺激而使其病情加重。如遇病情较重或较难治愈的患者，医生切忌有悲观、惊讶的语言或表情，以免增加患者的思想负担，并耐心细致地做好解释工作，鼓励患者树立战胜疾病的信心。

2. 接诊中期的询问

医生在问诊过程中要提出问题，如何发问是临床医生学识和经验的最佳体现。

（1）开放式/封闭式问题　开放式问题，往往给出一个询问的范围，但不过多地限制或聚焦回答的内容。一般情况下，开放式问题常用于问诊开始。刚接触患者时，可设置开放式问题，比如上面的案例中，医生首先问的问题就是："您怎么不舒服了？"这类型的问题没有固定的备选答案，患者可以根据自身的实际情况，给出更多的疾病信息，使医生能够更加全面地了解患者的病情、感受及想法，有助于建立起以患者为中心的沟通模式。同时，医生也有足够的时间进行倾听和思考，从而做出正确的诊断。在上面的案例中，医患模拟的问诊是以一问一答的形式加以呈现的，但在临床实际中，如果给出这样一个问题，患者可能会滔滔不绝，像讲故事一样叙述自己的病情，将后面所陈述的头痛的部位、时间、性质、特点，以及伴随的睡眠差等情况一股脑儿都说出来，医生则可以快速获取患者更多的疾病信息。假如医生给出的问题是"你头痛吗？"那患者的回答就只有痛或者不痛两种。在对患者具体病情不甚了解的情况下，这种封闭式的提问方式不利于获取更多信息。在医患沟通早期，强调尽可能运用开放式的提问，但随着医患沟通的不断深入，医生对病情不断聚焦，在重点追问一些问题时，可以适时运用一些封闭式的提问，用以收集一些特定的细节，以便更加详细地分析。如本案中患者告知存在"入睡困难"的问题，那就需要进一步追问"晚上上床睡觉通常是几点钟？""从上床到入睡大约需要多少分钟？"为了更加系统地获取与病情相关的信息，节省临床问诊的时间，问题设置常常遵循从一般开放式问题到有针对性的封闭式问题的原则。但需要注意，医生应尽量少使用多项提问的方式，也就是说一次提问中不要包含多个问题。例如："你头哪里疼？什么时候疼？怎么疼？疼起来有没有一些规律？"这样连环炮一样的发问，往往容易使患者感到紧张和迷惑，尤其是老年人，因一下子记不住那么多问题，回答时就可能有缺漏，从而降低沟通的效率和准确度。另外，反问虽然可以用于和患者核实相关信息，但因其语气、语调的问题，有时会被患者误认为医生有态度、有情绪。因此，要避免滥用。

（2）围绕主症，详细询问　医生问诊要重点突出，主诉和现病史是问诊的核心内容，是中医辨病、辨证诊断的重要依据。什么是重点，什么是主症，对于经验丰富的老大夫来说，肯定不是问题。但对于初学者而言，就会眉毛胡子一把抓，觉得这个也像，那个也像，尤其是在病情相对复杂的情况下。临床上应该如何区分判断呢？医生要认真、耐心倾听患者对病情的叙述，从中找到重点，抓住主症。患者对病情的叙述大体可以分为以下几种：第一种，开门见山型。患者一来就说："大夫，我最近头痛……"这多半属于患者迫切需要你帮助他解决的问题，可以作为主症；第二种，翻来覆去型。患者会反复围绕一个症状加以陈述，甚至有时候你已经充分了解，然后切换到其他问题时，他还在围绕那个症状不停地重复，这也往往是他希望你帮助他解决的主要问题，也可以作为主症；第三种，讳疾忌医型。有些问题对于患者而言可能有所忌讳，不好意思说出口，就东一句西一句，最终才绕到他想让你帮助解决的问题上。比如有些女性患者，就诊时一会儿和你说肚子不舒服，一会儿又说月经有点少，但反复询问后得知她是因为带下量多、外阴痒而前来就诊，只是觉得难以启齿才迟迟未说，这也可能成为此次就诊的主症……所以，临床问诊时，应先仔细倾听患者叙述，学会从中找到重点，确定主诉，再围绕主诉进行有目的、深入细致的询问，为判断病位或病因病性提供重要线索。本案中患者对病情的叙述属于典型的开门见山，明确患者是以头痛为就诊的主要目的，接下来医生就围绕头痛的时间、部位、性质、诱因等进行详细、深入的询问。

（3）全面询问，避免遗漏　当"头痛"这个主症问清楚后，是不是就可以处方用药了呢？显然不是，整体观念是中医学的基本特点之一，认为人体是一个有机的整体，既强调人体内部脏腑组织之间相辅相成的协同作用和相反相成的制约作用，又注重人体与外界环境的统一性。因此，在诊察疾病时，既要重视主症，还要了解一般兼症，做到准确、系统、全面收集病情资料，避免遗漏病情，导致临床误诊漏诊的发生。为了防止问诊内容有所遗漏，明代医家张景岳还在总结前人问诊经验的基础上，编成《十问篇》，后经清代医家陈修园略作修改，而成今日大家耳熟能详的《十问歌》。内容涉及饮食、睡眠、二便、精神情绪、妇女的月经和带下等情况，老百姓日常生活中的"吃、喝、拉、撒、睡"都囊括其中。如果患者并未特别在意而主动表述，医生也应仔细询问，以便从整体上把握病情，做出正确诊断。医生不仅要了解患者个体情况，还要掌握与疾病相关的季节气候、地理环境、生活工作状况、社会人际关系等资料。但切记主次不分，漫无边际、泛泛地提问。

（4）边问边辨，问辨结合　问诊的过程，实际也是医生辨证思维的过程，在临床诊断中不能将二者截然分开。因此，医生提问时要注意问题与问题之间的关联性、系统性和目的性，这种联系实际上体现的就是医者临床辨病、辨证的思维。当患者对医生的问题给以反馈时，如本案中患者回答主要的不舒服是"头痛"，在医生的头脑中随即可能想到：头痛是临床上较为常见的一个症状，可发生于多种急慢性疾病过程中。外感、内伤均可致病，病性也有虚、有实，正如明代《古今医统大全·头痛大法分内外之因》所言："头痛自内而致者，气血痰饮、五脏气郁之病，东垣论气虚、血虚、痰厥头痛之类是也；自外而致者，风寒暑湿之病，仲景伤寒、东垣六经之类是也。"所以，需要根据起病方式、病程长短、疼痛性质等特点进行辨别，故多从头痛的时间长短（"多长时间了？"）、疼痛的部位和性质（"您能描述一下您头痛的特点吗？"）及诱发因素等方面设问。就本案发病时间而言，虽然本次发作仅1周，但患者近2年来每年都有几次发作，发作的诱因为工作压力大、精神紧张等情志因素，考虑到外感头痛一般发病较急，且多因感受外邪所致，故初步判断本案患者为内伤头痛。就头痛的性质而言，胀痛一般提示气机不畅，但若为头胀痛，则多与肝火炽盛、肝阳上亢等病机有关。就头痛的部位而言，中医强调人是一个整体，不能头痛医头脚痛医脚，两侧为少阳经循行的部位，肝与胆相为表里，且头痛因情志波动而加重，故与肝火有关。由上可知，医生在通过问诊收集病情资料的过程中，也要不断将所获取的病情资料运用中医理论加以分析归纳，并结合其他三诊的信息进行辨识，临床应当做到边问边辨，边辨边问，问辨结合。在中医诊断学课程实训教学过程中，会提供一些典型的临床案例让学生进行问诊模拟，往往发现学生们的问题前后没有一定的逻辑关系，很多时候是想到什么就问什么，有的人甚至为了保证问诊内容不要有所缺漏，而机械地按照"十问歌"的顺序进行询问。问诊过程中，还常常出现跳跃式的发问。这些问题实际上反映出的仍是学生们中医临证思维的欠缺。

（5）语言亲切，通俗易懂　问诊时，医生要语言亲切，在选择问诊的用语时要充分考虑患者的接受和理解能力。患者的文化背景不同，对各种医学词汇的理解也存在较大差异，因此，应根据患者的具体情况，尽可能使用患者听得懂的语言或方式进行询问，避免使用患者听不懂的医学专业术语。如果必须使用专业术语，可以把术语换一种说法，运用打比方的方法，结合图片、模型、视频等形象化表达，更便于患者理解和接受。另外，随着网络的快速发展和智能手机的普及，以及科普宣传力度的不断加强，许多患者来了就说"大夫，我最近有点儿脾虚"，但其对于脾虚的真正含义、脾虚对应哪些症状表现、是脾气虚还是脾阳虚都不甚了解。所以，我们不要因为患者在交流过程中使用了一两个医学术语，就误以为他真正了解，更不要被他们牵着鼻子走而导致临床误诊误判的发生。

（6）应用美好的语言，避免伤害性语言 "有时去治愈，常常去帮助，总是去安慰"，是每一位医者的责任和义务。当遇到患者情绪消沉、不愿诉说时，一些安慰、鼓励性的语言，可使患者受到鼓舞，激发患者战胜疾病的信心，减轻患者的焦虑和恐慌，促使患者能够积极主动与医生配合，提供更多与疾病相关的信息。而一些伤害性的语言，没有顾及患者的感受，不仅不利于病情资料的收集，还可能对患者心理上造成直接损伤。比如，面对一位确诊为癌症的老年患者，如果告诉他："这样的病没有什么好的办法了，又这么大的年龄，想吃啥吃点啥吧"，这种暗示性的消极语言，不仅不能巧妙地把不良的消极信息向患者隐藏起来，还可能造成患者的恐慌、焦虑，影响治疗的效果。反之，可以告诉他："只要心情愉快，处理得当，有可能带瘤生存很长时间。"这两种对预后情况的告知会对患者的感受产生两种截然相反的结果。

（7）适当提示，避免诱导 临诊如遇到患者的叙述不够清楚、不够全面时，医生可适当予以启发，及时核实患者陈述中不确切或有疑问的信息，但不能凭借自己的主观意愿去暗示或诱导患者回答问题，以防患者因不解其意而随声附和，从而降低病情资料的真实性和可靠性。当遇到患者有难言之隐不便说出，或某些病情不便当众表述时，医生要尊重患者的隐私权，可单独询问，消除患者的思想负担，使其主动配合医生，但不能强行逼问，以免获取的病情资料片面或失真，影响诊断的准确性。

（8）把控谈话，恰当转移 医生还需要有把控谈话的能力。如果患者属于不善言谈者，就需要鼓励患者谈话，借助问题引导患者将相关的病情资料充分陈述出来。当然，确实也有些患者非常健谈，说着说着就跑题了，说到家长里短的事情上去，离病情相距太远，这个时候就需要医生根据已掌握的信息，重新给定一个问题，适时地打断，把话题转回，控制好整个问诊的时间。切忌生硬地打断患者的陈述，甚至用医生自己的主观推测取代患者的亲身感受。

（9）双向沟通，学会倾听 当把问题给到患者时，医生需要扮演好一个倾听者的角色，尽可能让患者充分地陈述他认为重要的信息。医生在倾听患者说话时尽量保持安静，不仅要在动作、声音方面保持安静，还要注意保持内心的安静，做到安神定志，这样才能全神贯注地倾听患者诉说病情。同时，用心倾听，去体会患者的病痛，也是对患者的尊重，首次谈话应把 2/3 的时间让给患者。医生即使对患者的话不完全赞同，也不要急于与患者争辩或是解释，而应当坚持听患者把话说完。医生在接收患者信息时，需要边倾听边思考，适时通过语言或非语言的方式主动给予患者反馈。对于听明白的地方，可以简单地以"嗯"或"哦"作为回应；对于患者所说的重要部分，则可以简单地重复其原话以确认患者所诉作为回应，例如，患者说"我感到我的腹部非常疼痛"，你可以回应"你的腹部非常疼痛"；或者通过总结归纳的方式进行回应。这种表面看来似乎是冗余的话，却正是患者所需要的回应，可以让患者感受到医生的关心和理解，达到心理学上的"共情"，能够鼓励患者进一步说出全部病情，有利于医患更好地沟通。

（10）危急重症，抢救为先　医生问诊，应区分轻重缓急。对于急性或危重疾病的患者，应扼要询问患者或陪诊者，抓住主症，重点进行检查，以便争取时机，迅速抢救患者。详细的问诊与检查可在病情缓解后再进行补充，切不可机械地苛求完整记录而延误抢救治疗的时机，造成不可挽回的严重后果。

3. 接诊后期的结束

一个完整有序的接诊流程还包括后期的结束方式，这也是接诊过程中医生不可缺少的基本技能之一。进入接诊后期，医生首先要对患者所叙述的病情资料进行语言上的归纳。如本案患者在问询后期，可用"您此次就诊主要是因为受左半侧头部胀痛的困扰，该病症大约持续有 1 周左右的时间，且伴有入睡困难、急躁易怒等不适，是吗？"这样的句子对患者的病情进行总结并与患者确认。再次确认病历信息，可以确保病情资料的准确，也可以使用诸如"您还有什么要补充的吗"等语言，提醒患者补充一些遗漏的信息，从而有利于更加全面地收集病情资料。医患沟通强调医患双方的双向沟通，在就诊过程中，患者可能会存在一些疑问，此时可抽出一些时间来解答患者的疑惑。除此之外，医生还须对患者的行为、生活方式与心理情绪等方面给予必要的指导与教育。最后，医生可通过结束语和患者确认其已经完全没有其他问题来结束本次就诊，当然也可用叮嘱其定期复诊来结束本次就诊。

寒与热是临床常见症状，是辨别病邪性质、机体阴阳盛衰的重要依据。生活中，感冒患者往往首先出现的症状就是怕冷，自我感觉背上凉飕飕的；老百姓常说的"老寒腿"，其实属于中医"寒痹"的范畴，主要表现就是局部关节怕冷疼痛；周围还总有一些人平素就比别人穿得多，嘴里还总嚷嚷着怕冷，这些都属于寒的表现。热与寒相对，比如：感冒患者在自觉怕冷的同时，往往会伴随发热的现象，用体温计测量会出现体温升高的情况；围绝经期女性，忽地一下子就热起来了，紧接着一身汗，这种烘热汗出的现象，也成为人们判断是否进入围绝经期的一个重要标志……诸如此类的症状还有很多，那么中医是如何认识寒和热的呢？

（一）寒

寒，即怕冷的感觉。根据症状表现的差异，又有恶寒、恶风、畏寒、寒战之别。

1. 恶寒

恶寒，是指患者自觉怕冷，虽加衣覆被或近火取暖仍不能缓解的症状。意思是说患者自己觉得怕冷，但是这种怕冷的感觉，不会因为多穿一件衣服，或者室内温度调高而有所减轻或好转。如何运用中医理论去解释恶寒这种现象呢？恶寒，主要见于外感病初期。外感病，之所以称其为"外感病"，必然有自外感受的邪气，如风邪、寒邪等六淫之邪。外邪侵袭人体，首先作用于肌表。正常生理情况下，肌表敷布有卫气，在《灵枢·本脏》

记载："卫气者，所以温分肉，充皮肤，肥腠理，司开阖者也。"卫气，属阳，行于脉外，敷布于表，具有温养内外、护卫肌表、防御外邪入侵的作用。卫气温煦的功能正常，人体就不会有怕冷的感觉。而当外感病发生时，邪气作用于肌表，困厄卫阳，肌表失以温煦，则出现怕冷的表现。设想一下，既然怕冷，给这位患者多穿点衣服，或者现在生活条件好了，室内都装有空调，把空调的温度调得高一些，这些举措对于缓解患者怕冷的症状是否有效呢？答案是否定的，原因很简单，这些举措并不能解决"邪气困厄卫阳"这一根本机理，所以表现出虽加衣覆被或近火取暖仍不能解其寒的特点。那怎么才能解其寒呢？答案也很简单，就是祛邪，邪去则正安。自己熬点姜汤，放点生姜、葱白，取其发汗解表以祛其邪之功。当然，并非所有的感冒都可以靠姜汤来解决问题，因为感邪的性质不同，选择的药物也不尽相同，况且还有病情轻重之别。

2. 畏寒

畏寒，从字面意义来看，畏有畏惧之意，也属于一种怕冷的自觉症状，但与恶寒的特点显著不同，其差异在于：恶寒者，加衣被或近火取暖不能缓解，这种怕冷和衣服穿得多少、环境温度高低没有直接的关系；而畏寒者，加衣被或近火取暖能够缓解，也就是患者可以通过多穿衣服、升高外环境的温度达到缓解怕冷症状的目的。为什么这两个症状同属寒象，在特征上却会表现出截然相反的情况呢？本质决定现象，根本原因还在于其内在的病机不同。畏寒，多见于里虚寒证，也就是常说的阳虚证。从阴阳属性来讲，阳具有温暖的特性，当体内阳气亏虚，不能温煦机体时，人体就会出现怕冷的感觉。此时若加衣近火，则可以防止体内阳气的耗散，或以热助阳，使阳气暂时得以恢复，肌表得以温煦，怕冷的情况即可缓解。所以，内伤久病，机体阳气虚于内，常常可出现畏寒的表现。

自《内经》以来的历代医学文献中，并没有对恶寒、畏寒进行严格的区分。最初用"恶寒"代指一切怕冷的症状，则后世医家"畏寒"与"恶寒"混称。如《伤寒论·辨太阳病脉证并治》第1条："太阳之为病，脉浮，头项强痛而恶寒"，提出了辨太阳病的总纲，这里的"恶寒"就是指加衣被或近火取暖不得缓解的恶寒。而在《伤寒论·辨少阴病脉证并治》中"少阴病，恶寒，身蜷而利，手足逆冷者，不治"，这里的"恶寒"则为阳虚不能温于外，加衣被或近火取暖能够缓解的畏寒。直至近代学者在高等医学院校《中医诊断学》教材中才将二者加以严格区分，多用"恶寒"表示外感表证的怕冷，用"畏寒"表示内伤阳虚的怕冷，并以加衣被或近火取暖后怕冷的症状能否缓解进行鉴别。因此，在查阅古代文献时会发现：恶寒和畏寒，两个名词都用，两层含义也都见，但具体是哪一层意思，提示的是哪种病证，就需要放到具体的语境中去分析了。

3. 恶风

恶风是指患者遇风觉冷，避之可缓的症状，较恶寒为轻。将恶风与恶寒做个比较，可以发现恶寒的患者不管有风没风，都能明显感觉到怕冷；而恶风的患者强调遇风觉冷，避之可缓的基本特点，因此就有"恶风者见风而厌，恶寒者无风自寒"之说。在《伤寒明理论》一书中对两者进行比较说明："其恶寒者，非寒热之寒也，又非恶风也，且恶风者，见风至则恶矣，得以居密室之内、帏帐之中，则坦然自舒也，至于恶寒者，则不待风而寒，虽身火热而不欲去衣者是也……其恶寒，虽发热而不欲去衣也，甚则至于向火被覆而犹不能遏其寒也。"恶风，在临床上多因外感风邪所致，如《伤寒论·辨太阳病脉证并治》第2条："太阳病，发热、汗出、恶风、脉缓者，名为中风。"这里的"中风"，不是平常提到的以猝然昏倒、不省人事，醒后口眼㖞斜、半身不遂等为主要表现的中风病，而是外感风邪的意思。因卫表不固，风邪外袭，则失其温分肉、司开阖之功，腠理开泄而汗出恶风，主要表现为恶风而身汗出，治疗上主要以桂枝汤为主。此外，恶风还可见于肺脾气虚，卫表不固的内伤表虚证。肺外合皮毛，当肺气虚弱，卫表不固时，因本虚而易感受风邪，故亦可见到恶风的表现，临床以恶风自汗，时常感冒，气短乏力，舌淡脉弱等为常见症状，常用到的一张方子是玉屏风散。

4. 寒战

战，有"颤"之意，可以解释为"发抖"。寒战，顾名思义，是指患者恶寒严重的同时伴有全身战栗、发抖的现象。

（二）热

热，即发热。西医学中，将体温作为四大生命体征之一，正常人腋下体温在36℃至37℃之间，如果体温明显高于正常参考值则被视为发热。而在中医学中，发热是作为患者的一种自我主观感受，通过医生问诊来获知的，包括体温高于正常的热，比如让许多新手妈妈们着急上火的孩子发烧，常常是看着小脸通红，测体温可以达到39℃~40℃，这肯定属于发热的范畴。除此之外，那种体温正常，但患者自觉全身或某一局部发热的感觉，也属于中医发热的范畴。比如"五心烦热"，指的是患者自觉胸中烦热，伴有手足心发热；"骨蒸发热"，是指患者自觉有热自骨髓向外蒸发之感；临床上，我还见过这样一位患者，老年女性，自我描述为身体局部像涂了清凉油一样，相信大家对清凉油都很熟悉，涂过之后，局部有辛辣灼热的感觉……这些林林总总的表现都归属于中医"发热"的范畴。

寒与热的症状表现是一种外在征象，按照"有诸内者必行诸于外"的原则，寒热的产生主要取决于病邪的性质和机体的阴阳盛衰两个方面。一般来说，寒为阴邪，其性清冷，故寒邪致病寒象表现更为突出；热为阳邪，其性炎热，故热邪致病则热象表现更为明显。当人体阴阳失调时，寒与热可以反映机体的阴阳盛衰。如《素问·阴阳应象大论》曰："阳胜则热，阴胜则寒。"《素问·调经论》又言："阳虚则外寒，阴虚则内热。"故明代医家张景岳说："寒热者，阴阳之化也"，然而"阴阳不可见，寒热见之"，也就是说患者体内的阴阳是偏盛还是偏衰，阴和阳到底谁多谁少，医生是看不见的，医生所能看见的是由于体内阴阳失调所导致的外在寒热表现，因此，通过问患者有无怕冷或发热的症状就可以辨别病变的寒热性质和体内阴阳盛衰等情况。临床问诊时，应注意询问患者有无寒与热的感觉，如有寒热症状，则应进一步询问二者是单独存在还是同时并见，还要注意询问寒热症状的轻重程度、出现时间、持续时间、表现特点及其兼症等。

常见的寒热类型有：恶寒发热、但寒不热、但热不寒和寒热往来四种，下面将分节逐一介绍。

第一节 恶寒发热

生活中，不小心淋雨、受凉，尤其是对于那些平素体质比较差的人，感冒似乎就成为稀松平常的事情。几乎可以说每个人都有过感冒的经历，感冒之后首先出现的症状往往就是自我感觉背上凉飕飕的，有点怕冷；紧接着很快就会出现发热的表现。中医学中，将这种恶寒与发热同时并见的症状称为"恶寒发热"。这里的寒是恶寒，即患者的怕冷和衣服穿得多少、环境温度高低没有直接的关系；这里的发热往往是用体温计可以测量出来的体温升高的热，当这两种症状同一时间在同一个人身上出现的时候，就称其为"恶寒发热"。

恶寒发热在临床上多见于外感病初期，是诊断表证的重要依据。

什么是"表证"呢？表里是八纲辨证中辨识病位内外浅深的一对纲领，在《中医诊断学》的多版教材中将"表证"定义为：表证是指外感六淫、疫疠等邪气经皮毛、口鼻侵入机体，正气抗邪所表现的轻浅证候。对于表证可以从以下几个方面着重加以理解：①有外感病因可查。风、寒、暑、湿、燥、火是自然界正常情况下的气候变化，是万物生长化收藏和人类赖以生存的必要条件，称为六气。人类长期生活在六气交互更替的环境中，产生了一定的适应能力，一般不会致病。但如果六气发生太过或不及，或非其时而有其气（如春天应温而反寒，秋天应凉而反热等，如老百姓所说的"倒春寒""秋老虎"等），以及气候变化过于急骤（如暴热、暴冷等），这些气候的异常变化超出了人体的适应能力则可导致发病。另外，如果人体的正气不足，抵抗能力下降，不能适应自然界的气候变化，也会导致疾病的发生，此时六气就成为致病因素，称之为六淫。其中风为百病之长，以风邪为首，常常与其他邪气相兼为病，冬季多夹寒，春季多夹热，夏季易夹暑湿，秋季易夹燥等。如《素问·玉机真藏论》曰："是故风者百病之长也，今风寒客于人，使人毫毛毕直，皮肤闭而为热，当是之时，可汗而发也。"临床上，大多数患者具有相对较为明确的外感病史，医生可通过询问获知。②经皮毛、口鼻侵入人体。宋代陈言的《三因极一病证方论》

在继承《黄帝内经》和张仲景《金匮要略》对病因认识的基础上，提出了"三因学说"，认为"外则六淫"，"中伤风寒、暑湿、瘟疫、时气，皆为外所因"，并最先使用"外感"一词。外邪致病，其侵犯途径多从肌表、口鼻而入，或两者同时受邪。如风寒湿邪易伤人肌表，温热燥邪易自口鼻而入。③正气抗邪，这里的正气主要指的是卫气，卫气由脾胃运化的水谷精微所化生，《素问·痹论》曰："卫者，水谷之悍气也，其气慓疾滑利，不能入于脉也，故循皮肤之中，分肉之间，熏于肓膜，散于胸腹"，具有温养内外、护卫肌表、抗御外邪、滋养腠理、开阖汗孔等作用。在外感表证阶段，恶寒发热是怎样产生的呢？借助一则身边常见的案例来进行分析。

【医案 1】

张某，男，19 岁，学生。2017 年 4 月 17 日初诊。

主诉：恶寒发热伴头身疼痛 2 天。

现病史：昨日和同学打球后，因汗出较多冷水淋浴，当晚即感怕冷，甚则伴有寒战，且穿衣盖被无法缓解；发热，自测体温 38.5℃。今日前来就诊，症见：恶寒发热，体温 39℃，无汗，头身疼痛，伴见微咳，咯少许稀白痰，鼻塞流清涕，口不渴，小便清，大便尚可。舌苔薄白而润，脉浮紧。

　　当在临床或生活中，遇到像案例中这样自我陈述有"怕冷和发热"症状的患者时，作为医生首先要判断清楚该患者的寒热症状属于哪一种类型，是否属于"恶寒发热"。恶寒是患者自觉怕冷，但加衣被或近火取暖不得缓解的症状，因此，在问诊时要仔细追问患者怕冷的具体情况，区别于阳虚畏寒的表现。中医所讲的"发热"包括体温高于正常的热和体温正常但自我感觉发热两种情况，但在"恶寒发热"症状中，一般属于前者。该案例中患者曾自测体温 38.5℃，并在就诊时再次测量体温为 39℃，明显高于正常，属于"发热"的范畴。恶寒与发热同时并见，判断属于"恶寒发热"的症状。

　　确认症状无误后，需要判断"恶寒发热"对于当前这名患者而言是主要困扰，还是次要问题。就本案而言，恶寒发热是促使患者就诊的主要原因，也是辨识外感病表证的代表性症状之一。患者张某因昨日和同学打球，运动后汗出较多，正值腠理疏松、毛孔大开之时，冷水淋浴，寒邪经皮毛侵入人体，外感病因明确。寒邪袭表，卫阳郁遏。所谓"遏"者，即被遏制、被约束的意思。外邪袭表，卫阳被遏，影响卫阳"温分肉"的功能，肌表失其温煦，就会出现虽加衣被近火取暖仍不解其寒的"恶寒"，表现为感邪当晚即感怕冷，甚则伴有寒战，且穿衣盖被无法缓解。《伤寒论》在论述太阳病时提到："太阳之为病，脉浮，头项强痛而恶寒"；"太阳病，或已发热，或未发热，必恶寒，体痛，呕逆，脉阴阳俱紧者，名曰伤寒"。强调在外感病中，无论是否发热，恶寒为必有之症，故古人谓"有一分恶寒，便有一分表证"。与此同时，病邪来袭，正气奋起抗邪，趋向于表，却因邪气外束，腠理闭塞，卫阳失宣，故郁而发热，从当晚自测体温38.5℃升到次日就诊时的39℃，成为困扰患者的主要症状，也成为临床辨识外感表证的关键。

由于感受外邪的不同，寒热的轻重表现及兼见症状也各不相同，据此可辨表证的类型。

1. 表寒证

恶寒重，发热轻，头身疼痛，无汗，鼻塞流清涕，舌苔薄白，脉浮紧。

【解析】寒邪袭表，卫阳受遏，不能温煦肌表则恶寒，正与邪争，阳气被遏，郁久则发热，寒为阴邪，故恶寒重而发热轻；寒邪凝滞经脉，经气不利则头身疼痛；寒性收敛，腠理闭塞故无汗；脉浮紧是寒邪束表之象。

2. 表热证

发热，微恶风寒，头痛，口微渴，或有汗，鼻塞流稠涕，咽痛咽红，舌边尖红、苔薄白或微黄，脉浮数。

【解析】热邪犯表，卫气被郁，故发热恶寒，热为阳邪，故发热重而恶寒轻；热性升散，腠理疏松则汗出；热邪上扰则头痛、咽喉肿痛；舌边尖红、脉浮数均为风热在表之征。

3. 太阳中风证

轻微发热，并伴有恶风，自汗，脉浮缓等。

【解析】此乃风邪袭表，营卫不和所致。风邪袭表，腠理疏松，故有恶风之感；卫为阳，功主卫外，卫受邪而阳浮于外与邪相争则发热；营为阴，风性开泄，玄府不固，营阴不能内守则汗自出；风邪在表，汗出肌腠疏松，营阴不足，故脉浮缓。正如《伤寒论·辨太阳病脉证并治》所云："太阳中风，阳浮而阴弱。阳浮者，热自发，阴弱者，汗自出，啬啬恶寒，淅淅恶风，翕翕发热，鼻鸣干呕者，桂枝汤主之。"

回到案例当中，可以发现：本案中患者寒热并见，且寒重热轻，甚则出现了因怕冷而发抖的寒战现象；参照兼见症状，进一步加以验证和补充。因寒主收引，毛窍闭塞，故无汗出；寒邪凝滞气机，不通则痛，故头身疼痛；"皮毛者，肺之合也，皮毛先受邪气，邪气以从其合也"（《素问·咳论》）。肺为娇脏，不耐寒热，外邪从皮毛而入，影响肺的宣肃之功，肺气上逆，故微咳，伴见少许稀白痰；肺开窍于鼻，鼻窍不利，则鼻塞流清涕；寒为阴邪，不伤津液，故口不渴，小便清，大便尚可；脉浮主表，紧主寒，故诸症参照，临床可辨证为表寒证。

表证的治疗大法，在《内经》中早有阐述。《素问·阴阳应象大论》曰："其在皮者，汗而发之"，意思是在皮表等轻浅部位的疾病，应该因势利导，顺势利用汗法使邪从表而解。生活中，外出受凉或者淋雨之后，常熬姜汤喝，原因是什么呢？因为生姜味辛性温，一则辛能发散，可以发散邪气从表而走；二则味辛入肺经，能够鼓动肺气，肺的宣肃功能正常，则能将人体的卫气宣发敷布于表，起到驱邪外出的作用。因此，受凉之后，喝点姜汤，再捂在被子里发发汗，体质好的人就能不药而愈。

对辨为表寒证的患者张某，医生多以辛温解表、发散风寒为基本治法，麻黄汤、荆防败毒散为临床较常用的代表方剂。麻黄汤出自《伤寒论》，主治外感风寒表实证。方中麻黄味苦辛性温，入肺与膀胱经，善开腠理，发汗解表力强，偏于发散卫分之郁为君药；臣以桂枝，解肌发表，温经散寒，长于通营分之滞。两药配合透营达卫，发汗力峻猛，可使表邪随汗而解。然而麻黄汤为发汗峻剂，仲景曾告诫医者："疮家""淋家""衄家""亡血家"禁用，另外太阳中风证（表虚证）和风热表证均不可误用，否则汗之过度，易伤心阳。方中佐以杏仁，降气之力可制约麻、桂的峻烈发散之性，同时杏仁降气平喘，与麻黄相伍，一宣一降，以复肺气之宣降，增强宣肺平喘之功。炙甘草调和诸药，又能缓和麻桂相合的峻烈之性，使汗出不致过猛而伤正气，为使药而兼佐药之用。四药合用，表寒得散，肺气宣通，则诸症自平。

荆防败毒散出自《摄生众妙方》，同样具有辛温解表之效，但其改前人重用"辛温"之风，转而以"辛平"透散为先，为发汗轻剂的代表，主治外感风寒湿邪所致恶寒重、发热轻者。全方用药多以两两相对，如荆芥、防风辛温解表，发散风寒，二药发汗之力缓和，既有麻桂解表之功，又无麻桂伤阴之弊。羌活、独活能祛风解表除湿，羌活善行气分，发散力强，善治上部风邪，独活善行血分，长于祛风湿，偏治下部，二药相伍，一上一下，以治骨节疼痛。柴胡疏泄开郁主升，前胡下气平逆主降，二者一升一降，最善宣通气机，以复肺之宣发肃降之功，共奏祛痰止咳之效。桔梗开肺与大肠之痹，枳壳利气行痰，一升一降，宽胸利气，善治胸膈痞闷。川芎活血祛风以止头痛，茯苓渗湿健脾化痰，使补而不滞。甘草调和诸药，共具宣疏肌表风寒湿邪之效。

另外，外感表证的寒热轻重，除与病邪性质有关外，还与感邪轻重关系密切。一般而言，病邪轻者，恶寒发热俱轻；病邪重者，则恶寒发热俱重。

除外感表证外，个别里证也有寒热并见者，如疮疡在火毒内发的早期，或酿脓的中期，以及疮疡已溃而毒邪未去、正不胜邪的末期，均可出现寒热并见的症状，为邪正相搏的反映，临床应当详辨。

第二节　但寒不热

每逢天气转凉，网络上就会有许多关于"穿秋裤"的段子，比如："有一种等待叫望穿秋水，有一种寒冷叫忘穿秋裤"。央视名嘴朱广权在天气预报中也频频催促众位穿秋裤："把秋衣秋裤都穿上，是对降温起码的尊重。"根据气候环境变化，适时增减衣物，这是中医养生防病的基本原则，在《灵枢·师传》篇中就提到："食饮衣服亦欲适寒温，寒无凄凄，暑无汗出。"但生活中，也有许多严重怕冷的患者，比如一些老年人、产后感受风寒的妇女等，即使在炎热的三伏天也会穿上秋裤保暖，这种异常的怕冷就属于中医"但寒不热"的症状。"但"在此有"只"之意，但寒不热，是指患者只感怕冷而无发热的症状。

根据发病的缓急、病程的长短及其兼见症状，可将但寒不热分为两种类型。一种是新病恶寒，主要见于表寒证初起尚未发热之时，这种情况，在前面介绍恶寒发热时已经讲解过，在此就不再赘述。新病恶寒，还可以见于寒邪直中脏腑的里寒证。何谓"直中"？"直中"一词，出现在《伤寒论》的病证传变规律中。一般情况下，六经病证的基本传变规律是：由表入里、由阳入阴、由轻而重、由寒转热、由实致虚。如按照六经顺序相传，太阳、阳明、少阳、太阴、少阴、厥阴，阳经不解，传入阴经。"直中"则是指病邪不经三阳经传变，而直接侵犯三阴经发病，其特点是一发病即为三阴经的证候。《医学心悟》中解释："直中者，初起不由阳经传入，而径中三阴者也。中太阴，宜用理中汤；中少阴，宜用四逆汤；中厥阴，宜用白通加猪胆汁汤。大抵脏受寒侵，不温则殆，急投辛热，不可迟缓。"生活中，也经常遇到类似的情况，受寒之后，患者所表现出的不是表证阶段常见的恶寒发热、打喷嚏、流鼻涕等症状，而表现出腹部胀满疼痛、泻下不止等症状，这种就属于"直中"的范畴，主要是由于寒邪直接侵入体内，损伤脏腑或其他局部阳气所致。

另一种是久病畏寒，多因素体阳气虚弱，或久病阳气受损，不能温煦肌表所致。患者经常畏寒肢冷，得温则缓，常伴有脘腹冷痛、喜温喜按、少气懒言，舌淡嫩，脉沉迟无力等症状，属于里虚寒证，也就是常说的阳虚证。在此借助刘绍武先生的一则医案来分析一下久病畏寒的机理。

【医案2】

齐某，男，49岁，1988年10月26日就诊。3个月前，因天气炎热而服生冷，致泄泻、腹痛，曾用中药治疗后痊愈。后又食生冷，再度出现泄泻。经用中西药治疗，无明显疗效，病程迁延至今。症见泻下清水，每日4~6次，脐周疼痛，喜温喜按，畏冷，气短，口干，唇舌色淡，苔薄白，六脉沉弱。证属肾阳虚弱兼气液不足。治宜温补肾中元阳，兼养气液。

方药：茯苓12g，条参、制附片（先煎）各15g，炮姜6g，炙甘草10g，水煎服。服5剂泻止，继服10剂而愈。

刘绍武先生，生于1907年4月3日（农历丁未二月廿一日），山西襄垣人，以毕生之心血创立"三部六病"学说，为我国近代中医学名家。先生所诊疗的这则医案，从文字记录上来看，浓墨重彩描述的内容是泄泻。案中详细记录了患者齐某因何而患泄泻一病，曾经的治疗经过，以及刻下的症状表现，因此，可以清楚地判断本案患者以腹痛、腹泻为主症。"畏寒"在这则医案中是作为兼、次症进行分析的，但"畏寒"对于辨识疾病的性质还是至关重要的。

从病因来看，这则医案对病因描述是非常清楚的。患者就诊的时间是1988年10月26日，在病史中刘老这样陈述："3个月前，患者因天气炎热而服生冷，致泄泻、腹痛，曾用中药治疗后痊愈。"先来分析一下发病的时间，3个月前（即1988年7月底），查找万年历可知，恰逢大暑节令前后，天地之间炎热之极，万物迅速生长，应之于人则在脾，体内阳气外散，内阳反而不足，患者在此时因酷暑难耐而嗜食生冷，虽能解一时之口腹之欲，但寒凉入体，则会损伤脾阳，脾阳亏虚，中焦失以温运则致泄泻、腹痛之症。看到医案中所描述的"后又食生冷，再度出现泄泻"这句话，可以联想"食复"一词。何谓"食复"？患者疾病初愈，因饮食不节、饮食不洁等，影响脾胃的消化和吸收，使疾病再次复发，称为食复。本案患者就是典型的代表。因此，就其病因而言，应属于"内所因"中的偏嗜寒凉所致。

从病位来看，初起病位在脾，然病程迁延日久，则由脾及肾。脾和肾的关系是后天和先天的关系。脾主运化水谷精微，化生气血，为后天之本；肾藏精，主命门真火，为先天之本。脾的运化，有赖于肾阳的温煦。在病理情况下，如肾阳不足，不能温煦脾阳，可见腹部冷痛、下利清谷，或五更泄泻、水肿等症；若脾阳久虚，进而也可损及肾阳，构成脾肾阳虚之证。

从病性来看，试着从以下几个方面进行分析：①因嗜食生冷致病，阴盛则阳病，阳虚的基本病性是非常清楚的。②常言"正气存内，邪不可干"，为什么暑伏天有些人食用一些冷饮就安然无恙，本案患者则不然呢？从患者的年龄来看，齐某，49岁，快到了"知天命"的年龄，在《素问·上古天真论》中如此描述："六八，阳气衰竭于上，面焦，发鬓颁白"，显然人体阳气已经开始走下坡路了。亦如明代医家张介宾所言："天之大宝，只此一丸红日；人之大宝，只此一息真阳"，理应好好顾护真阳。患者则不然，贪凉饮冷，图一时之快，消耗大量阳气去化这团寒湿邪气，又不忌嘴，病愈之后又因再度进食生冷而致疾病复发，病程日久迁延，久必及肾，肾阳亏虚可知。③中医讲究"整体观念"，强调"人与自然相统一"，认为人体与自然界一样，同样存在阴阳的消长平衡，随着四季的更替，人体内的阴阳状态也处于不断的变化之中。患者就诊的时间（10月26日）为霜降之后，霜降已是秋天的最后一个节令，自古就有霜降三候之说："一候豺乃祭兽；二候草木黄落；三候蜇虫咸俯。"此时，自然界的阳气闭藏，由阴主司，天人相应，人体阳气亦内敛，对于阳虚之人而言，诸症更容易在此时出现加重、迁延的情况。

综上所述，本案紧紧围绕"阳虚"的基本病机进行辨证分析。《难经·二十二难》言："气主煦之。"阳气的温煦作用，首先体现在维持人体的体温正常恒定上。阳气就像是身体里的太阳，如果阳气不足，身体"火力"不够，就会出现畏寒怕冷的症状。其次，阳气的温煦作用，还体现在能够使脏腑、经络、形体、官窍得到温养，进而发挥其正常的生理功能。《医宗必读·虚劳》曰："……脾肾者，水为万物之元，土为万物之母，两脏安和，一身皆治，百疾不生。夫脾具土德，脾安则肾愈安也。肾兼水火，肾安则水不挟肝上泛而凌土湿，火能益土运行而化精微，故肾安则脾愈安也。"在本案中则主要体现在脾、肾两脏阳气亏虚，温运功能失职，故症见泻下清水，日4~6次；且脾主大腹，局部失以温养，则表现为脐周冷痛，且疼痛特征为喜温、喜按。再次，阳气的温煦作用可以使人体内的精、血、津液正常运行、输布和排泄。当阳气的温煦作用影响了血的运行时，血不上荣，则唇舌色淡；当阳气的温煦作用影响了津液的输布代谢时，病理产物则"不请自来"，脾喜燥恶湿，水湿停滞，进一步困阻于脾，则可加重病情，致使病程迁延。

在本案当中，"气短""口干"这两个症状表现是需要格外注意的，提示病延日久，已有伤津、损气之征。故刘绍武先生在遣方用药时，温补肾中元阳以治其本，兼养气津，方选茯苓四逆汤，是获良效。此方出自《伤寒论》第69条："发汗，若下之，病仍不解，烦躁者，茯苓四逆汤主之。"病属三阴病的范畴，为阳气不足，寒气内盛，与津液共伤并见。原方组成：茯苓（四两）、人参（一两）、附子（一枚，生用，去皮，破八片）、甘草（二两，炙）、干姜（一两半）。方中生附子、干姜、炙甘草即四逆汤原方，其中附子生用回阳救逆，干姜温中散寒，合附子同投，则能回阳立效；炙甘草补中益气，既可以缓解附子的毒性，又能调和诸药。茯苓重用至四两以为君，《医宗金鉴》认为"四逆汤壮阳胜阴，更加茯苓抑阴邪"，又言茯苓"伐水邪"，取茯苓利水渗湿、健脾、宁心之功；合人参配四逆汤，于回阳之中有益阴之效，益阴之中有助阳之功。五药并用，有回阳益阴、宁心除烦之效。

　　临床上，对于"畏寒"症状的询问，应注意从怕冷的部位、感觉、程度、发生的时间与季节以及缓解怕冷的方法等方面进行了解。就部位而言，怕冷的部位有很多，不同的个体症状表现也有一定的差异。比如本案患者齐某，因以"腹痛、腹泻"为主症，所以除了泛泛的全身怕冷外，主要以脐周冷、喜温喜按为特点。临床上手足冷也是较为常见的症状，比如很多女性就诊时就会陈述有手足冷的表现，有的患者甚至会告诉你，白天得穿好几双袜子，晚上躺在被窝里睡一整晚，早晨起来脚还是凉的。很多风湿、类风湿关节炎的患者，往往会告知肘、膝、肩背等关节部位怕冷，有的人还会自觉局部有风呼呼吹的感觉。除此之外，还可见头部怕冷、腰部怕冷等。怕冷的部位不同，可能提示病变的脏腑也不尽相同。就感觉而言，有的患者仅是皮表觉得冷，患者就诊时，通过触摸局部皮肤可以获知比正常人的体表温度要低。而有的患者怕冷的程度比较严重，经常听到患者描述"寒冷刺骨"，讲的是寒气侵入骨头，从骨头缝里往外冒凉气，形容极其寒冷。而缓解畏寒的方法以多穿衣服为首选，严重的患者往往在盛夏时节也要穿较厚的衣裤，即使轻症患者也很少在夏天穿短衣、短裤。

　　阳气不足可见于五脏六腑，临床较为常见的有心阳虚、脾阳虚、肾阳虚、心肾阳虚、脾肾阳虚等，以各自脏腑功能失职为主要的表现特点。下面附一些常见证候的概念及临床表现作为参考。

1. 心阳虚证

【概念】心阳虚证是由于心阳虚衰，鼓动无力，虚寒内生所表现的证候。本证常由心气虚进一步发展而来，或由其他脏腑病症损及心阳所致。临床以心悸怔忡、胸闷心痛及阳虚证共见为辨证要点。

【临床表现】心悸怔忡，胸闷或疼痛，畏寒肢冷，气短，自汗，神疲乏力，面色淡白，舌淡胖，苔白滑，脉弱或结、代。

2. 脾阳虚证

【概念】脾阳虚证是指脾阳虚衰，失于温运，阴寒内生所表现的证候，又称为脾虚寒证。本证多因脾气虚衰进一步发展而来，或因过食生冷，或因寒凉药物太过，损伤脾阳，或肾阳不足，命门火衰，火不生土所致。临床以食少、腹胀、腹痛、大便稀溏与阳虚证共见为辨证要点。

【临床表现】纳少腹胀，或腹痛绵绵，喜温喜按，或畏寒肢冷，少气懒言，神疲乏力，面白不华或虚浮，或口淡不渴，大便稀溏，或见肢体浮肿，小便短少，或见带下量多而清稀色白，舌质淡胖或有齿痕，苔白滑，脉沉迟无力。

3. 肾阳虚证

【概念】肾阳虚证是指由于肾阳虚衰，温煦失职，气化失权所表现的虚寒证候。本证多因素体阳虚，或年高命门火衰，或久病伤阳，他脏累及于肾，或因房事太过，日久损及肾阳所致。临床以腰膝冷痛、性欲冷淡、夜尿频多与阳虚证共见为辨证要点。

【临床表现】腰膝酸冷，畏寒肢冷，尤以下肢为甚，面色㿠白或黧黑，神疲乏力，或性欲减退，男子阳痿、早泄、精冷，女子宫寒不孕，或见五更泄泻、完谷不化，或尿频清长，夜尿频多，或尿少，周身浮肿，舌淡，苔白，脉沉细无力，尺部尤甚。

但寒不热，虽为典型的寒象症状表现，但并不代表临床上只要见到这类症状的患者，就可以随便使用附子、干姜这些温热类药物。历代医家在著述中也记载了许多"假寒"的误诊误治病例，这里暂录一案以示警醒。

【医案3】

洞庭卜夫人，患寒疾，有名医进以参附，日以为常，十年以来，服附子数十斤，而寒愈剧，初冬即四面环火，绵衣几重，寒栗如故。余曰：此热邪并于内，逼阴于外。《内经》云：热深厥亦深。又云：热极生寒。当散其热，使达于外。用芦根数两，煎清凉疏散之药饮之，三剂而去火，十剂而减衣，常服养阴之品而身温。逾年，附毒积中者尽发，周身如火烧，服寒凉得少减，既又遍体及头、面、口、鼻俱生热疮，下体俱腐烂，脓血淋漓。余以外科治热毒之法治之，一年乃复。以后年弥高而反恶热，与前相

反。如不知其理，而更进以热药，则热并于内，寒并于外，阴阳离决而死，死之后，人亦终以为阳虚而死也。——摘自《洄溪医案》

《洄溪医案》为清代徐大椿晚年所著，是徐氏诊治临床各科疾病的医案集。本书屡经重刻，版本众多，流传甚广。本则医案描述"洞庭卜夫人，患寒疾"，此处的"寒"字应如何理解？是寒象，还是寒证？寒象是疾病显现于外的征象，寒证则是辨证的结果，是对疾病本质的揭示。当然，一般情况下，当疾病的征象与其本质相一致时，寒证即见寒象。但在疾病复杂阶段，疾病的本质可能与某些外在的征象不一致，如本为热证却反见某些寒象。因此，寒象不完全等同于寒证。中医"寒者热之"的治病法则，强调的是用温热方药或具有温热功效的措施而治疗寒性病证的方法，是治病必求其本的一种体现。从医案记录中发现很多"名医"也误以寒象为寒证，一看到寒象，就习惯投以人参、附子之品，医生以为常，患者也以为常，连用十余年，仅附子就用去数十斤。中医治病，强调以平为期，常以偏纠偏，寒者热之，热者寒之，若药与证符，自然效如桴鼓，药到病除。反之，倘若药证不相符，则不仅不能治病，反而会致病，加重病情。本案患者洞庭卜夫人吃了数十年数十斤的附子，反倒怕冷更厉害了，刚进冬天，就四面环火，棉衣几重，但冷得发抖的情况依然如故。徐氏辨其为热深厥亦深之真热假寒证，用芦根数两，煎清凉疏散之药饮之，三剂而去火，十剂而减衣，常服养阴之品而身温。然而，是药三分毒，尤其像附子这样大辛大热有毒之品，用不得法，或过量使用，则有可能造成中毒之症。本案患者长时间连续大量服用附子，后经徐氏治疗，常服养阴之品才能无明显寒热征象，但到了第二年，附毒积中者尽发，周身如火烧，以后年弥高而反恶热，与前相反。这就是误用附子导致的坏证，究其本还在于对寒象、热象的辨识不清所致。所以，临床辨证一定要四诊合参，整体审查，切不可一见寒象即用热药。

第三节　但热不寒

但热不寒，是指患者只觉发热而无怕冷的感觉，甚则反而怕热的症状。由于热势轻重、时间长短及其变化规律的不同，临床上又有壮热、潮热、微热之分。

一、壮热

《说文》曰："壮，大也。"壮热，即大热，是指患者出现高热，体温在39℃以上，持续不退，不恶寒反恶热的症状。持续高热对人体的损害特别大，甚至可危及生命，后果不堪设想。因此，一旦出现高热，退热就成为治疗的当务之急。生活中，如果遇到类似的情况，可能很多人会首选医院就诊。如果自行服药的话，也多半会首选退热药或者是一些消炎、抗病毒的西药。这种情况是否可以考虑选择中药呢？

壮热，是病邪由表入里，邪正交争剧烈，邪热内盛，蒸达于外所致，属里实热证，常见于伤寒阳明热盛或温热病的气分阶段。在此借助《经方实验录》一则白虎汤证的医案，来分析一下壮热的机理。

【医案4】

江阴缪姓女，予族侄子良妇也，自江阴来上海，居小西门寓所。偶受风寒，恶风，自汗，脉浮，两太阳穴痛。投以轻剂桂枝汤，计桂枝二钱，芍药三钱，甘草一钱，生姜二片，大枣三枚。汗出，头痛差，寒热亦止。不料一日后，忽又发热，脉转大，身烦乱，因与白虎汤。生石膏八钱，知母五钱，生草三钱，粳米一撮。服后，病如故。次日，又服白虎汤，孰知身热更高，烦躁更甚，大渴引饮，汗出如浆。又增重药量，为石膏二两，知母一两，生草五钱，粳米二杯，并加鲜生地二两，天花粉一两，大小蓟各五钱，丹皮五钱。令以大锅煎汁，口渴即饮。共饮三大碗，神志略清，头不痛，壮热退，并能自起大小便。尽剂后，烦躁亦安，口渴大减。翌日停服，至第三日，热又发，且加剧，周身骨节疼痛，思饮冰凉之品，夜中令其子取自来水饮之，尽一桶。因思此证乍发乍止，发则加剧，热又不退，证大可疑。适余子湘人在，曰："论证情，确系白虎，其势盛，则用药亦宜加重。"第就白虎汤原方，加石膏至八两，余仍其旧。仍以大锅煎汁冷饮。服后，大汗如注，湿透衣襟，诸恙悉除，不复发。惟大便不行，用麻仁丸二钱，芒硝汤送下，一剂而差。

《经方实验录》是曹颖甫先生长期临床效验的缩影和精华荟萃。本案患者因偶感风寒，初起症见恶风、自汗、脉浮、头痛等症，《伤寒论》第 13 条载："太阳病，头痛，发热，汗出，恶风，桂枝汤主之。"医者认证不误，予以桂枝汤。方证相应，服药后，汗出、头痛瘥、寒热止，可谓药到病除。不料一日之后，忽又发热，脉转大，身烦乱，恰如《伤寒论》第 26 条所载："服桂枝汤，大汗出后，大烦渴不解，脉洪大者，白虎加人参汤主之"，此乃由寒化热之征象。或因患者素体蕴热，或因药量过剂，伤寒表不解，内传入里化热，热盛于阳明，邪实正盛，正邪剧烈交争，故见壮热之症，不恶寒反恶热；热灼津伤，故见烦渴引饮；热盛蒸津液外越，故见汗大出；邪热充斥于里，气盛血涌，故脉来洪大有力。大热、大汗、大渴、脉洪大，并称为"四大"症，常兼见面色红赤，舌红苔黄燥而干等症。因其病变为里实热证，邪既离表，故不可发汗；里热炽盛，尚未致腑实便秘，故不宜攻下；热盛伤津，又不能苦寒直折，免致伤津化燥，愈伤其阴。以清热生津为法，代表方为白虎汤。《温热经纬》记载："白虎者，西方之金神，司秋之阴兽。虎啸谷风冷，凉风酷暑消，神于解热，莫如白虎。"方中君药生石膏，味辛甘，性大寒，善能清热，以制阳明（气分）内盛之热，并能止渴除烦。臣药知母，味苦性寒质润，寒助石膏以清热，润助石膏以生津。石膏与知母相须为用，加强清热生津之功。佐以粳米、炙甘草和中益胃，并可防君臣药之大寒伤中之弊。炙甘草兼以调和诸药为使。诸药配伍，共成清热生津、止渴除烦之剂。

从本案治疗经过可知，曹颖甫先生三易其方，甚至因停药后不日则发，发则加剧，且热又不退，还一度怀疑自己辨证选方是否有误，但论证情，确系白虎，只因热势太盛，故生石膏的用量从八钱加至二两，再加至八两。

张锡纯在《医学衷中参西录》中说："盖诸药之退热，以寒胜热也，而石膏之退热，逐热外出也。是以将石膏煎服之后，能使内蕴之热息息自毛孔透出，且因其含有硫氧氢，原具发表之性，以之煮汤又汁如清水，服后其寒凉之力俱随发表之力外出，而毫无汁浆留中以伤脾胃，是以遇寒温之大热势若燎原，而放胆投以大剂白虎汤，莫不随手奏效。"故本案患者服后，大汗如注，湿透衣襟，诸恙悉除，不再复发。曹老弟子姜佐景按："白虎汤证阳明肠胃之实热，或由于病者素体积热使然，或由于由寒化热使然，或竟由直受热邪使然，或竟合诸因而兼有之。"白虎汤善清气分之热，无论伤寒还是温病，凡见白虎汤证者，皆可进白虎汤。

壮热之症，除可见于胃肠实热外，若兼见咳喘气粗，胸闷胸痛，痰黄而稠，口干汗出，舌红苔黄，脉滑数者，多属邪热壅肺之证。治上焦如羽，非轻不举，故治疗肺热宜清、宜宣，可选用麻杏石甘汤、泻白散等方剂，随证亦需加减化裁。若兼见神昏谵语，或昏愦不语，舌謇肢厥，舌质红绛，脉滑数者，则多属热闭心包之证，因其起病急骤，传变迅速，若治不得法，常可危及生命，除紧急送医外，可予安宫牛黄丸、紫雪丹、至宝丹等清心开窍之品。若兼见躁扰不安，昏狂谵妄，斑疹密布，吐血、衄血、便血、尿血，舌质深绛者，多属热盛动血之证，可谨遵叶天士"入血就恐耗血动血，直须凉血散血"的治疗原则，选犀角地黄汤加减治疗。此外，湿热痢疾、风湿热痹、膀胱湿热之淋证等均可在临床见到高热的表现，亦需四诊合参、辨证论治。

二、潮热

"潮热"一词，始见于《伤寒论》，张仲景将"潮热"作为阳明腑实证的重要标志，在许多条文中均有涉及。如"阳明病，脉浮而紧者，必潮热，发作有时"（第201条），"伤寒若吐、若下后，不解，不大便五六日……日晡所发潮热，不恶寒……微者但发热谵语者，大承气汤主之"（第212条）等。

何谓"潮热"？"水朝夕而至曰潮"（《初学记》），海水在月球和太阳引力作用下所形成的周期性涨落现象，就称为"潮"。借用潮涨潮落有规律的特点，成无己在《伤寒明理论》中指出："若潮水之来，不失其时，一日一发，按时而发也。"各版《中医诊断学》教材中对"潮热"的定义，多指发热如潮汐之有定时，即按时发热或按时热甚，将其描述为一种典型的时间性症状表现，强调"定时"发作的时间节律。历代文献资料对"潮热"类型的区分，也常依据热势出现或加重的时间，有上午潮热、下午潮热、前半夜潮热、后半夜潮热，甚则可具体到某个时辰，如"日晡（bū）潮热"，即为下午3~5时（即申时）发热明显。由于潮热的热势高低、持续时间不同，临床上以下三种病证最为常见。

日晡潮热："日晡"之时，历代医家争论较多。但大多数医家都遵循金·成无己《注解伤寒论》中"阳明王于申酉戌，日晡所发潮热者，阳明热甚也"之说，认为日晡即申时（下午3~5时）。也有学者提出应该根据先秦古人在没有可靠方便的计时仪器的状况下，经常用自然事物如"鸡鸣""日出"，以及"朝食""日晡"这种一日两餐吃饭时间来加以描述的习惯，去推断"日晡"的确切时间。日晡潮热的主要特点为日晡之时发热明显，且热势较高，而日晡之后，热仍难退净，回落不到正常体温。因其主要见于伤寒的阳明腑实证，故也称为阳明潮热，如《伤寒论》第242条："病人烦热……日晡所发热者，属阳明也。"阳明腑实证，多因阳明经证，大热汗多，或误用汗法，使津液外泄，以致邪热与肠中糟粕相搏，燥屎内结，腑气不通所致。临床症状大体可以归为两组，一组是里热炽盛的表现，阳明经气旺于日晡，里热炽盛，蒸腾于外，故身热而日晡尤甚；四肢禀气于阳明，里热炽盛，蒸迫津液外泄，故手足濈然汗出；热邪盛于里，浊气上攻，扰乱心神，故见谵语。另一组则是腹部实证的表现，主要包括腹部胀满、疼痛拒按，大便秘结不通等，前人多将其概括为"痞、满、燥、实"四字。"痞"指自觉胸脘有痞塞压重感；"满"指脘腹胀满，按之有抵抗感；"燥"指肠中燥屎，干结不下；"实"指腹痛拒按，大便不通。临证多以大承气汤峻下热结，方中大黄苦寒通降，泻热通便，荡涤肠胃积滞，且生用并后下，荡涤之力更强，治"实"而为君药。配以芒硝，咸寒润降，软坚润燥，以攻燥结，治"燥"为臣药。二药相须为用，以增峻下热结之力。厚朴宽肠下气，化滞除胀以治"满"；枳实行气消积以治"痞"，二药既可调畅气机而除痞满，以消无形之气滞，又可助硝、黄之荡涤之力，共为佐使药。四药相配，泻下与行气并用，则痞、满、燥、实俱去。大承气汤，可谓是釜底抽薪、急下存阴的代表方。自古就有"扬汤止沸，不如釜底抽薪"之说，原因很简单，因"抽薪止沸，剪草除根"（北齐魏收《为侯景叛移梁朝文》），是从根本上解决问题。大承气汤，一方面泻下通便，给邪以出路，另一方面，热盛津伤，阴液耗竭可使病情进一步加重，故急下即可达到存阴的目的，防止病情恶化。目前，大承气汤多用于肠梗阻的临床治疗以及外科手术后胃肠功能紊乱的患者。

湿温潮热：常见于温病中的湿温病。"湿温"一词，见于《难经·五十八难》："伤寒有五，有中风，有伤寒，有湿温，有热病，有温病，其所苦各不同。"湿温是由感受湿热病邪所引起的温病。湿热之邪，是本病主要的致病原因。薛生白《湿热病篇》明确提出："从表伤者，十之一二；从口鼻入者，十之八九"，感受途径主要为从口鼻而入。且患者脾胃功能的强弱、中气的盛衰，也是导致本病发生的重要内因，正如薛生白所言："太阴内伤，湿饮停聚，客邪再至，内外相引，故病湿热。"湿热为患，内外合邪，热处湿中，为湿所遏，不能外达，故虽发热而身热不扬。"身热不扬"，是指肌肤初扪之不觉很热，但扪之稍久即感灼手，且热势多在午后加剧。"不扬"，在这里有不能向外透发的意思。因湿为阴邪，其性重浊黏滞，与热相合，蕴蒸不化，胶黏难解，热为湿所遏，以致发热在里，热势不扬。临床上判断这个症状还需要配合按诊，医生用手触摸患者皮肤，一开始感觉热势不明显，但随着时间延长，热的感觉就更加明显。身热不扬是湿温病最为典型的症状之一，临证应详审湿热之多少，合理应用祛湿与清热两大方法，吴鞠通曾言："徒清热则湿不退，徒祛湿则热愈炽。"

阴虚潮热：主要见于阴虚证患者。阴虚证是指体内阴液亏虚，不能制阳所导致的虚热证候，又称为虚热证。本证常因热病伤阴，五志过极化火伤阴，或过服温燥之品伤阴，或房劳太过、久病暗耗、年老体衰等各种原因导致体内阴液匮乏所致。故许多内伤杂病中所表现出的"潮热"症状以阴虚证为多见。其特点是午后或夜间发热加重，热势较低，或仅为自觉发热，体温并不升高。若手、足心发热及心胸烦热，称为"五心烦热"。若患者有热自骨髓向外透发的感觉，称为"骨蒸潮热"。之所以在午后或夜间定时而发，这与阴阳的消长变化规律有关。在自然界中，"平旦至日中，天之阳，阳中之阳也；日中至黄昏，天之阳，阳中之阴者；合夜至鸡鸣，天之阴，阴中之阴者；鸡鸣至平旦，天之阴，阴中之阳也"（《素问·金匮真言论》）。人与自然相应，"故阳气者，一日而主外。平旦人气生，日中而阳气隆，日西而阳气已虚，气门乃闭"（《素问·生气通天论》）。午后阴长阳消，人体卫阳渐入于里，若阴虚当长而不能长出阳分，则里阴尤虚无以配入里之阳，盛阳无配则外浮，故里阳相对亢盛而显热象，且热由里向外而透发。除潮热之症外，还常伴有盗汗出、咽干口燥、形体消瘦、颧红、小便短赤、大便干结、舌红少津少苔、脉细数等症。临床当谨遵"虚者补之""热者寒之"之治疗大法，治以滋阴清热，可选清骨散等方。

阴虚证可见于心、肝、肺、胃、肾等多个脏腑的病变，常见的证候有肺阴虚证、心阴虚证、胃阴虚证、肝阴虚证、肾阴虚证、肝肾阴虚证、心肾阴虚证、肺肾阴虚证等。因涉及的脏腑各不相同，亦需参照相关脏腑的病症表现，辨证选方用药。

1. 肺阴虚证

【概念】肺阴虚证是指由于肺阴不足，失于清肃，虚热内生所表现的证候。多因燥热伤肺，或痨虫蚀肺，耗伤肺阴，或热病后期，阴津耗伤，或久咳不愈，耗损肺阴，渐致肺阴亏虚而成。临床以干咳无痰，或痰少而黏和阴虚证共见为辨证要点。

【临床表现】干咳少痰，或痰少而黏，不易咯出，甚或痰中带血，口燥咽干，声音嘶哑，形体消瘦，五心烦热，午后潮热，盗汗，两颧潮红，舌红少津少苔，脉细数。

2. 心阴虚证

【概念】心阴虚证是指由于心阴亏损，虚热内扰所表现的证候。本证多因思虑劳神太过，暗耗心阴，或因热病后期耗伤阴液，或肝肾等脏阴亏累及于心所致。临床以心悸、心烦、失眠多梦及阴虚证共见为辨证要点。

【临床表现】心悸怔忡，心烦，失眠多梦，五心烦热，午后潮热，盗汗，两颧发红，口燥咽干，舌红少苔，脉细数。

3. 肝阴虚证

【概念】肝阴虚证是指由于肝阴亏损，阴不制阳，虚热内扰所表现的证候。本证多由情志不遂，气郁化火，火灼肝阴，或温热病后期，耗伤肝阴，或肾阴不足，水不涵木，致使肝阴不足而成。临床以两目、筋脉、肝脉失于滋润及阴虚证共见为辨证要点。

【临床表现】头晕目眩，两目干涩，视力减退，胁肋隐隐灼痛，或见手足蠕动，面部烘热或两颧潮红，口咽干燥，或见五心烦热，潮热盗汗，舌红少苔，脉弦细而数。

4.肾阴虚证

【概念】肾阴虚证是指肾阴亏损，失于滋养，虚热内生所表现的证候。本证多因禀赋不足，肾阴素亏，或年老体弱，阴液自亏，或虚劳久病，耗损肾阴，或温热病后期，消灼肾阴，或房事不节，情欲妄动，阴精内损，皆可导致肾阴虚损。临床以腰膝酸痛，眩晕耳鸣，男子遗精或女子月经失调与阴虚证共见为辨证要点。

【临床表现】腰膝酸软而痛，眩晕耳鸣，失眠多梦，形体消瘦，五心烦热，或骨蒸发热，潮热盗汗，口咽干燥，午后颧红，小便短黄，男子阳强易举，遗精，早泄，或见女子经少或经闭，崩漏，舌红少津，少苔或无苔，脉细数。

【医案5】

刘某，男，1岁3个月，岳阳市人。门诊病例。

初诊（2009-07-23）：发热，午后始作，入夜尤甚，天明时汗出热退，病程3个月，伴口渴，食少、时呕逆，形瘦，面白，舌淡，苔薄白，指纹淡。

辨证：阴虚夏季热。

治法：滋阴清热养胃。

主方：清骨散合益胃汤加减。

银柴胡10g，炒鳖甲15g，青蒿6g，地骨皮10g，丹皮6g，知母6g，沙参10g，麦冬10g，生地黄8g，玉竹6g，甘草6g，竹茹10g。7剂，水煎服。

本案选自李点主编的《熊继柏医案精华》，为儿科病例。夏季热是婴幼儿时期一种特有的疾病，尤以1~2岁的小儿发病最多。临床以长期低热，伴见口渴多饮、多尿、汗闭或少汗等为主要症状。发热与季节气候有明显关系，以6~8月夏季发病为主，且气温愈高，发热愈重。西医学认为主要是由于婴幼儿中枢神经系统发育不全，孩子的体温调节功能还没有完全发育好，排汗功能不是特别完善，因汗闭或汗出较少，不易散热，再加上家长唯恐孩子着凉，衣服穿多了，或者室内外温度太高，就很有可能"热"出病来发生中暑或暑热症。随着孩子年龄增长，体温调节功能逐渐成熟，则较少发病。同样的外界温度，为什么不是所有的孩子都会出现夏季热呢？这可能与孩子的体质有关，罹患夏季热的孩子往往体质相对较弱，中医多从小儿气阴不足来认识。本案患儿刘某，发热午后开始出现，入夜加重，次日清晨天亮时汗出热退，具有显著的时间规律；热势的高低在医案中未予以详细记录，但可初步推断为低热，试想一下，一个1岁3个月的孩子，如果出现的是高热，不用说3个月，恐怕用不了3天，家长就早已四处求医了；故从热势高低、发热的时间规律结合病程的长短，可辨为阴虚潮热。故方选《政治准绳·类方》所载清骨散，方中银柴胡能清骨髓之热，治虚劳之骨蒸；地骨皮、胡黄连、知母均入阴分，而清伏热于里；青蒿、秦艽均具辛散之功，能宣内伏之热而出于表；更以鳖甲滋阴潜阳，补益肝肾，又引诸药入里；甘草调和脾胃，以免寒凉滋腻之味损伤脾胃之气。配合成方，共奏清骨退蒸、滋阴潜阳之功。又因口渴、形瘦、食少等症，熊老考虑胃阴受损，故配以益胃汤加减应用，兼以滋养胃阴，共奏滋阴清热养胃之效。

临床上，"潮热"往往被认为是女性进入围绝经期的第一信号，中医辨证治疗效果非常显著，但围绝经期"潮热"是不是就是这里所说的阴虚"潮热"呢？在此稍做讨论。

围绝经期"潮热"一词，源自 hot flashes 的英译，属于机体的一种主观感觉，即面部、颈部和胸部的皮肤突然感觉强烈的发热，往往随着表皮血管舒张甚至大量出汗而体温下降。60%~80% 处于绝经过渡期的妇女会发生潮热，其中 40% 的妇女会因症状严重影响到情绪、睡眠及生活质量而寻求药物治疗。围绝经期"潮热"的主要特点：①症状发生突然，很多患者在就诊时将其描述为"忽地一下子出现""说来就来"。②发作一次的持续时间较短，短则几秒钟，长则数分钟，但发作频率可长可短，短则数分钟一次，长则数月一次不等。③可有一定的诱发因素，如密闭的空间、紧张的情绪等，但也可无明显的诱因。④发热自胸部向颈项及面部扩散，在上述部位的皮肤呈现出弥散性或片状发红，尤其以颜面部明显，发热随即伴随有汗出的现象，且大多能够随着汗出而体温回落到正常。因此，临床上评估是否符合围绝经期综合征疾病诊断或者判断其病情轻重程度时，多"潮热汗出"并称，并作为一个症状或症状组合进行识别。

比较围绝经期"潮热"与中医学"潮热"这两个概念可以发现，两者的共同之处在于发热均有发作与歇止交替出现的特征，但其显著的差异性在于时间的节律性不同。围绝经期"潮热"多为不定时的突然发热，没有典型的时间规律可循，故不少中医学者将其界定为"烘热"或者"轰热"。从字义上看，"烘，燎也"（《尔雅·释言》），指的是放火焚烧草木；"轰"则是个会意字，在《说文》中写作"轟"，解释为"群车声也"。从这两个字的解释上，可见围绝经期"潮热"就如同焚烧草木一样，能够快速点燃，但当草木烧完之后，火势又能迅速熄灭；或者如同大队车马通过，突然声响很大，但当车过之后，一切又归于平静。而中医学中所言"潮热"，强调定时发热或定时热甚，具有相对较为明显的时间规律性，如阳明潮热在阳明经气旺的日晡之时体温升高，阴虚潮热则表现为午后或夜间发热。另外，围绝经期"潮热"与体温调节中枢功能紊乱引发的散热机制有关，伴随"潮热"的往往为大量汗出，且体温亦能随汗出而恢复正常。中医学"潮热"所伴见的症状往往因病证而异，如阴虚潮热，多兼见盗汗、五心烦热、咽干口燥、舌红少津、脉细数等症。

女性在壮年阶段，"五脏六腑十二经脉，皆大盛以平定"（《素问·天年》），然而物极必反，由盛及衰，随着围绝经期的到来，人体脏腑功能不断下降，原有的平衡状态被打破，需要在一个相对较低的水平构建新的平衡稳态。围绝经期就是这样一个旧的稳态被破坏而新的稳态尚未建立起来的特殊阶段，若不能及时调整适应则可能表现为疾病状态。从中医学层面认识围绝经期"潮热"，若简单地以"肾阴虚"去解释，从理论上和实践上均存在一定的问题。伴随生、长、壮、老、已的生命周期，人体肾中精气呈现出由盛到平均、由平均到衰的变化趋势，女子七七之后更是处于不断衰减的状态，甚则累及他脏，据此"潮热"则应随着衰老而呈现出逐渐加重的趋势。但众所周知，"潮热"等围绝经期症状虽然持续时间因个体差异而长短不等，但绝大部分患者的症状会最终消退。另外，许多医家在诊疗围绝经期"潮热"的临床经验中提到，在滋补肾阴的同时可加用仙茅、仙灵脾等温补肾阳之品，往往能迅速缓解症状。

所以，对于中医与西医共有的一些症状名称，简单——对应，恐怕欠妥，还需要结合病情的具体情况加以辨识。

三、微热

微，小也（《广雅·释诂二》）。故凡轻度发热，热势不高，体温多在37~38℃间，或体温正常，仅自觉发热者，都称为微热，也称为低热。西医学对低热也有界定，规定：凡口腔温度在37.5~38℃，肛温在37.8~38.6℃，并持续2周以上者称低热。但有些人平时基础体温就比较低，仅有36.2℃左右，即使是腋下体温升高到37℃多一点，患者也会出现明显的不适，所以这部分人群也属于低热的范畴。一般来说，微热的病因病机较为复杂，有气虚发热、血虚发热、阴虚发热、气郁发热、血瘀发热等，但总的来说，微热一般发热时间较长，常见于温热病的后期和某些内伤杂病。在此，重点讨论：

气虚发热：其特点是长期发热不止，热势较低，劳累后发热明显加重。多由过度劳累、饮食失调等导致气虚而引起，其主要病机是因脾气虚，中气不足，无力升发敷布阳气，阳气不能宣泄而郁于肌表，故发热。劳则气耗，中气益虚，阳气更不得敷布，故郁热加重。常伴有神疲乏力、少气懒言、自汗、脉虚等症。最具代表性的方剂就是东垣老人甘温除热的补中益气汤。李东垣在其所著《内外伤辨惑论·饮食劳倦论》中说："脾胃气虚……则气高而喘，身烦热，为头痛为渴而脉洪大……然而与外感风寒所得之证颇同而理异。内伤脾胃乃伤其气，外感风寒乃伤其形，伤外为有余，有余者泻之，伤内为不足，不足者补之。……《内经》曰，劳者温之，损者温之，盖温能除大热，大忌苦寒之药泻胃土耳。今立补中益气汤。"清代医家柯韵伯对于甘温除热的机制阐释为："凡脾胃一虚，肺气先绝，故用黄芪护皮毛而开腠理，不令自汗；元气不足，懒言气喘，人参补之；炙甘草之甘以泻心火而除烦，补脾胃而生气。此三味除烦热之圣药也。佐白术以健脾，当归以和血；气乱于胸，清浊相干，用陈皮以理气，且可散诸甘药之滞；胃中清气下沉，用升麻、柴胡，气之轻而味之薄者，引胃气以上腾，复其本位，便能升浮以行生长之令矣。"甘温除热非治标之法，而是针对气虚之本进行治疗，待人体元气充沛，则热象可自除。

阴虚发热：多表现为长期低热，兼见五心烦热、颧红盗汗等症，也是临床上低热患者较为常见的一类病机，鉴于在"阴虚潮热"时对其发病机理已经予以详细讲解，故不再赘述。临证应注意鉴别肝、肾、肺、胃之不同，如肺胃阴虚者，可方选沙参麦冬汤，肝肾阴虚者，则可选杞菊地黄汤。

气郁发热：属中医"内伤发热"范畴，一般起病较缓，多以低热或自觉发热为主，热势轻重不一，每因情志不舒而诱发或加重，兼见胸闷、急躁易怒等症。多因情志不畅，气郁化火所致。《丹溪心法》曰："气血冲和，百病不生，一有怫郁，诸病生焉。"当气机郁滞时，发挥推动、兴奋、升发、温煦作用的阳气便会壅滞而发热。借助刘渡舟老先生治疗低热的一则医案，来分析一下气郁低热的机理。

【医案6】

张某，男，36岁。患者低热（37.5℃左右）多年不愈，伴见盗汗、心烦等症，西医怀疑为肺结核，但经检查后没有发现结核病灶，转请中医治疗。胁脘痞满不舒，纳少而口苦，舌质红，苔白润，脉弦细。

处方：柴胡12g、黄芩6g、生姜10g、半夏10g、党参6g、大枣7枚、炙甘草6g。

连服5剂后，胁脘痞满渐消，口不苦，饮食增进，体温降至37.2℃。转服丹栀逍遥散5剂而愈。

本案摘自人民卫生出版社出版的《经方临证指南》。患者张某以低热多年为主诉就诊，一看到这则医案，很多人会将关注点放到"低热（37.5℃左右）多年不愈，伴见盗汗、心烦等症"，第一反应为"阴虚证"。原因：寒热者，阴阳之征兆也，阳胜则热，阴虚则内热，加之久病多虚，暴病多实，该患者低热多年不愈，还兼有盗汗、心烦等症。然倘若仔细分析，阴虚证的主要临床表现是形体消瘦，口燥咽干，潮热盗汗，两颧潮红，五心烦热，小便短黄，大便干结，舌红少津少苔，脉细数，但患者张某伴见的是胸胁脘腹痞满不舒、纳少、口苦、脉弦等症，貌似阴虚，实则不然，此乃肝胆气郁化火之象。气郁之初每见胸胁苦满，脘腹不舒，时时太息为快。古人云："气有余便是火"，气郁日久不解者，多能化火伤阴，则可出现盗汗，心烦少寐，以至于低热缠绵不退。遇到发热，应当辨其根本，气郁发热，治疗时应宗"火郁发之""木郁达之"的原则，采用开郁疏肝的方法，以小柴胡汤为主方，不可单用辛凉清热、苦寒泻下等方法。小柴胡汤为解热良方，不是补益，也不是清热，贵在能"和"，使气机得舒，则诸症自解。若按壮水之主以制阳光论治，妄投滋水补阴之品，反使气机受阻，郁结不开，必然徒劳而无功。

第四节　寒热往来

我们在学英文背单词的时候，常说"来是 come，去是 go"，有点类似于这里所说的"往来"一词。寒热往来，从字面意义上看，寒来了，热就走了，热来了，寒就走了，强调恶寒与发热交替发作，也就是寒的时候不热，热的时候不寒。这有别于前面所讲的恶寒发热，寒热同时并见的情况。寒热往来，主要见于伤寒少阳病和疟疾。

恶寒与发热交替而作，无明显的时间规律，多为伤寒少阳病。《伤寒论》第 96 条："伤寒五六日中风，往来寒热，胸胁苦满，嘿嘿不欲饮食，心烦喜呕，或胸中烦而不呕，或渴，或腹中痛，或胁下痞鞕，或心下悸、小便不利，或不渴、身有微热，或欬者，小柴胡汤主之。"其基本病机是：伤寒太阳病不解，邪犯少阳，少阳居于半表半里之间，外邪入侵，枢机不利，正邪纷争，进退于表里之间，正胜则发热，邪胜则恶寒，邪正交争，互有胜负，则表现为寒热往来，交替发作。胸胁为少阳经脉途经之路，邪犯少阳，阻滞其经脉，经气不利，则见胸胁苦满；肝胆表里互用，胆气郁滞，疏泄失职，情志不达，则神情默默而寡言；胆为中正之官，胆火内郁，上扰心神则心烦；胆气内郁，木失疏土，脾失健运则不欲饮食；胆热犯胃，胃失和降则喜呕。小柴胡汤是和解少阳的代表方，方中柴胡苦平，入肝胆经，为少阳经之专药，既透泄少阳半表之邪外散，又疏泄少阳气机之郁滞，为君药。《神农本草经》谓"治心腹肠胃中结气、饮食积聚、寒热邪气，推陈致新"。黄芩苦寒，清泄少阳半里之热，为臣药。君臣相配，使少阳之邪外透内清，是和解少阳的基础。胆气犯胃，胃失和降，佐以半夏、生姜和胃降逆止呕，且生姜又制半夏毒；邪入少阳，缘于正气本虚，又佐以人参、大枣益气健脾，既扶正以祛邪，又御邪内传；炙甘草助参、枣扶正，且能调和诸药，为使药。诸药合用，以和解少阳为主，兼和胃气，使邪气得解，枢机得利，胃气调和，则诸症自除。

　　疟疾之往来寒热，多为寒战与高热交替发作，且发有定时，有隔日发作一次者，亦有三日发作一次者。提到疟疾，所有中国人都会想到一个人，她就是屠呦呦。2015 年 10 月，瑞典卡罗琳医学院在斯德哥尔摩宣布，中国女药学家、中国中医科学院中药研究所首席研究员屠呦呦与另外两名科学家荣获 2015 年诺贝尔生理学或医学奖。这是中国科学家因为在中国本土进行的科学研究而首次获诺贝尔科学奖，是中国医学界迄今为止获得的最高奖项。获奖理由是她发现了青蒿素，青蒿素可以有效降低疟疾患者的死亡率。疟疾曾经是世界上最主要的具有高致死率的传染病，青蒿素的发现为全世界带来了一种全新的抗疟药，据不完全统计，青蒿素在全世界已经挽救了数百万人的生命，每年治疗患者数亿人。屠呦呦曾经说："青蒿素是人类征服疟疾进程中的一小步，是中国传统中医药献给世界的一份礼物。"中医治疗疟疾历史悠久，认为本病由感受疟邪所致，由于疟邪侵入人体，伏藏于半表半里之间的膜原部位，疟邪入与阴争则恶寒战栗，出与阳争则壮热，故寒战与高热交替出现，休作有时。随着生物医学科学水平的不断提高，疟疾的发病原因也逐渐被认清。疟疾是由蚊子叮咬而感染疟原虫所引起的传染性疾病，在儿童中发病率较高，大多于夏秋季节流行。由于寄生于人体的疟原虫有间日疟原虫、三日疟原虫、恶性疟原虫及卵圆疟原虫之不同，所以寒热交替的周期规律也不尽相同，临床以周期性寒战、发热、头痛、出汗为主要表现，长期多次发作，还可引起贫血和脾肿大。中医以祛邪截疟为基本治则，并根据疟疾证候的不同，分别结合和解表里、清热保津、温阳达邪、清心开窍、化浊开窍、补益气血等治法进行治疗，取得了较好的效果。其中，《肘后备急方》"青蒿一握，以水二升渍，绞取汁，尽服之"的记载，就是屠呦呦提取青蒿素并用于疟疾治疗的基础。

汗是由汗腺分泌的液体，许慎在其所著《说文解字》中将"汗"字置于水部之下，并将其解释为："汗，人液也。"段玉裁的《说文解字注》则曰："汗，身液也。"两种解释虽略有差异，但都充分体现出我国古代对汗的认识。中医学认为汗是人体正常水液的一部分，属五液之一，《素问·宣明五气》曰："五脏化液，心为汗"，故有"心在液为汗"之说。在《素问·阴阳别论》中记载"阳加于阴谓之汗"，认为汗液是由阳气蒸化津液从玄府达于体表所成，其中，阳气是汗出的动力，津液是汗出的物质基础，玄府也就是常说的汗孔，乃汗出的门户。正常人在从事体力劳动或者剧烈运动之后，或因进食一些辛辣刺激的食物，又或因气候炎热、衣被过厚、情绪激动等情况下汗出，都属于生理性汗出。

众所周知，这种生理性汗出与健康息息相关。首先，出汗具有保持机体阳气与阴液平衡、维持体温恒定的作用。当季节气候发生变化时，会对人体产生一定的刺激，为了适应外界环境温度的变化，人体便会产生一系列适应性反应，其中就包括出汗。早在《灵枢·五癃津液别》篇中就有相关认识，曰："天暑衣厚则腠理开，故汗出……天寒则腠理闭，气湿不行，水下留于膀胱，则为溺与气。"大家也都有体会，盛夏时节，天气酷暑难耐，因暑热耗伤人体的津液，往往会喝很多的水，但奇怪的是，小便的次数和量并没有明显增加。究其原因，主要是因为夏天为阳所主司，人体的皮肤腠理开泄，阳气蒸腾津液外泄，汗出可以起到散热的作用，进而发挥维持体温恒定的功能，所以一般会表现为汗多尿少的情况。到了冬天，气候寒冷，由阴主司，人体为了对抗外界的严寒，阳气闭藏于内，皮肤腠理致密，毛窍不开，则表现为汗少尿多的情况。

其次，出汗不仅能调节阴阳平衡，还可以起到滋润皮肤、排出体内代谢废物的作用。现代生理学认为汗液的成分主要是水，占其总量的98%~99%，其次含氯化钠，并含有少量的尿素、乳酸、脂肪酸等。按照中医"天人相应"的观点，夏天自然界的阳气向外升散，这时人体内的阳气蒸腾津液外泄，人体表面分泌的油脂等代谢产物会随汗液一同排出体外。所以，夏天多流汗不仅有助于滋润皮肤，保持体表皮肤的清洁，还被认为是一种有效的排毒方式。故《素问·热论》曰："暑当与汗皆出，勿止。"在炎热的夏天，适当出点汗是很好的，因为通过汗出能够带走过多的暑热，以维持人体相对平衡的状态，所以不要干预这样一个正常出汗的过程。如果夏季长时间待在空调房里，室内温度始终维持在二十三四摄氏度，体表虽然很清爽，不会受到出汗的困扰，但对身体健康反而是有害的。另外，中医历来有"汗法"之说，早在《素问·汤液醪醴论》篇中就有："开鬼门，洁净府"的记载，其中"开鬼门"就是通过发汗的治疗方法，以期邪从汗出，病随汗解，达到祛除病邪的目的。

然而，人体全身或者身体的某一局部，当汗出而无汗出，或不当汗出反而汗多时则属于病理性汗出，往往在出汗的方式，汗液的量、色和气味等方面发生改变，临床上既可以作为独立的病证出现，也可以作为一般症状伴见于其他疾病过程中。医生往往需要通过询问患者，了解有无汗出异常的情况，包括出汗的时间、多少、部位及其主要兼症等，进而判断病邪的性质以及体内阴阳的盛衰。

第一节　无汗

很多人会误以为病理性汗出一定是出很多汗，其实不然。如果应该汗出，比如酷暑难耐的盛夏，食用一些辛辣刺激的食物之后，仍然没有出汗，这种异常的表现也属于病理性汗出讨论的范畴。这种当汗出而不汗出的情况被称为无汗。在疾病的过程中，既可以表现为全身无汗，也可以表现为仅仅某一局部无汗。

就全身无汗而言，根据患病的途径，外感还是内伤，病程的长短，大体可以分为表证无汗和里证无汗两类。表证无汗，主要见于外感病的初期，临床上以感受寒邪为主，因寒为阴邪，其性收引，寒邪外束于肌表，使气机收敛，腠理闭塞，卫气被寒邪所遏，不能温分肉、司开阖，致使调节汗液的功能失常，故身虽发热而汗不出。

里证无汗的病机则相对较为复杂，临床上以虚证患者为多见。基于"阳加于阴谓之汗"的基本认识，里证无汗者，或因阳气不足，蒸化无力，或津血亏虚，生化乏源。这在许多古籍中均有记载，如《伤寒明理论》曰："诸阳为津液之主，阳虚则津液虚少，故无汗。"温热病后期，因温热之邪，耗伤津液，造成营阴亏少，以致汗失化源，亦可见无汗的情况。

无汗一症，表证、里证皆可出现，宜从寒热虚实加以辨析，不可因无汗而概用发汗治法，以免因误汗伤正，犯虚虚实实之戒。故在此录入丁甘仁先生一案，以做分析。

【医案 1】

张左，寒邪外束，痰饮内搏，支塞肺络，清肃之令不行，气机窒塞不宣，寒热无汗，咳嗽气喘，难于平卧，胃有蕴热，热郁而烦躁，脉浮紧而滑，舌苔薄腻而黄。宜疏外邪以宣肺气，化痰饮而清胃热，大青龙加减。

蜜炙麻黄（四分） 云苓（三钱） 橘红（八分） 炙款冬（一钱五分） 川桂枝（六分） 象贝母（三钱） 半夏（二钱） 石膏（三钱） 旋覆花（包，一钱五分） 杏仁（三钱） 生甘草（六分）

本案选自丁甘仁编撰的《丁甘仁医案》，本书收载病案约 400 例。丁老对外感热证颇有心得，宗《伤寒论》而不拘于仲景方，推崇《温病条辨》《温热经纬》，治外感病能融会伤寒与温病的辨证治法，打破常规，经方、时方并用治疗急症热病，开中医学术界伤寒、温病统一论之先河。书中所载病案，病机阐发与病症描述参合进行。本案患者张某，外为寒邪外束，卫阳被遏，则寒热并见；寒邪收引，腠理闭塞，则当汗出而无汗出；内有痰饮为患，阻塞肺络，清肃失职，肺气上逆，则咳嗽气喘；且胃有蕴热，内热为外寒所遏，形成外寒里热的"寒包火"证。《伤寒论》第38条载："太阳中风，脉浮紧，发热恶寒身疼痛，不汗出而烦躁者，大青龙汤主之。"故本案以大青龙汤为基本方。原方以麻黄汤加重麻黄、甘草的用量，再加石膏、生姜、大枣所组成。麻黄汤功能发汗解表，加重麻黄则发汗解表之力更强；增加石膏清内热，除烦躁；倍甘草，加姜、枣，是和中气，调营卫，助汗源。诸药合用，共奏发汗解表、清热除烦之功。在《伤寒论》中以"青龙"命名的方剂，主要就是大、小青龙汤，青龙是传说中的四象之一（另外三个是白虎、朱雀、玄武），代表东方的神兽，东方属木，色青，故曰青龙。龙是我国古代传说中的神异动物，身长，有麟，有头角，有腿脚，能行走，能飞腾，能翻江倒海，能行云降雨。言青龙者，必然与水有关系。大、小青龙汤均由麻黄汤化裁而来，能发汗解表，张秉成在《成方便读》中说："名小青龙者，以龙为水族，大则可兴云致雨，飞腾于宇宙之间；小则亦能治水驱邪，潜隐于波涛之内耳。"二方发汗逐饮之功，犹如青龙之兴云治水，得名也由此而来，但依其发汗力强弱而命名大、小青龙汤。然本案患者除外寒内热之见症外，还因痰饮内搏，支塞肺络，清肃之令不行，气机窒塞不宣，致咳嗽气喘，难于平卧，舌苔腻而脉兼滑象，故方中又加用云苓、橘红、款冬、贝母、半夏，所加药物以燥湿化痰为功，可见二陈汤的踪迹。纵观本案，虽为表里同病、寒热并见之证，但导致无汗的原因还是外感寒邪、腠理致密，故应属于表证无汗的范畴，可用疏散风寒、发汗解表之法。

除全身无汗外，人体局部也可见无汗的情况，多表现为半身无汗，或为左侧，或为右侧，或上半身无汗，或下半身无汗，可见于中风、痿证、截瘫等患者，中医学认为多因风痰、瘀血、风湿等邪气，阻闭患侧经络，营卫不得周流，半身肌肤缺乏气血充养所致，故无汗的半身是病变的部位所在。《素问·生气通天论》云："汗出偏沮，使人偏枯。"沮（jǔ），阻止。马莳在《素问注证发微》中指出："沮，子鱼切……人当汗出之时，或左或右，一偏阻塞而无汗，则无汗之半体，他日必有偏枯之患，所谓半身不遂者是也。"

第二节　有汗

异常的汗液外泄，比如在安静状态下、睡梦中等本不应该出汗的情况下却有汗出，甚至汗出量较多，即称其为"有汗"。根据汗出的特点，又有自汗、盗汗、大汗、战汗等不同。另外，局部异常汗出的情况在临床上也比较常见，如头汗、手心汗出等。

一、自汗

何谓"自汗"？在《说文》中"自"写作𦣻，注曰："自，鼻也。"但段玉裁在注解《说文》时提到："许谓自与鼻义同音同，而用自为鼻者绝少也。"就是说，虽然"自"指的是鼻子，但是在文章中却很少看到用"自"来指代鼻子，大多数情况，"自"被解释为自己、本人。我们常看到小朋友一提到自己就会用小手指头指着自己的鼻子。顾名思义，自汗就是自己出汗，即患者清醒时，在不受外界环境因素影响的安静状态下，在头面、颈胸、四肢甚则全身出现汗出的症状。《类证治裁·汗症论治》云："自汗者不因劳动，不因发散溅然自出。"又因"动则耗气"，所以活动后阳气敷张外散，汗随气泄，故汗出加重，在《景岳全书·汗证》中也强调："自汗者，溅溅然无时，而动作则益甚。"临床上，导致自汗的原因有很多，如成无己在《三因极一病证方论·自汗证治》中说："夫自汗，多因伤风伤暑，及喜怒惊恐、房室虚劳，皆能致之。"《伤寒明理论·自汗》中也说："然自汗之证，又有表里之别焉，虚实之异焉。"自汗一症，表证、里证、虚证、实证都可出现，在临床上，首先要辨明是外感还是内伤，病性属虚还是属实。

就表证而言，以营卫不和之表虚自汗最为常见，患者大多以汗出恶风、周身酸痛、脉浮缓等为主要临床表现。营、卫二气，本为一体，两者同源于脾胃化生的水谷精微，然营气其性柔顺，行于脉中，主内守而属阴；卫气其性慓疾滑利，行于脉外，主卫外而属阳。正如《灵枢·五味》所曰："谷入于，其精微者……别出两行，营卫之道。"卫气属阳，敷布于体表，具有肥实腠理、固护津液的作用。然卫气有赖于营阴的滋养，倘若卫气缺少营气的滋养，就会失去"慓疾滑利"的特性，阳密乃固，虚则不用。表虚自汗之人，其营卫皆有不足，在外不能固其表，在内则不能固阴（营），故汗出恶风并见。此即《伤寒论》所言桂枝汤证，"太阳病，头痛发热，汗出恶风者，桂枝汤主之"。清代吴谦在《医宗金鉴》中指出："名曰桂枝汤者，君以桂枝也。桂枝辛温，辛能发散，温通卫阳。芍药酸寒，酸收能敛，寒走阴营，桂枝君芍药，是于发散中寓敛汗之旨；芍药臣桂枝，是于和营中有调卫之功；生姜之辛，佐桂枝以解表；大枣之甘，佐芍药以和中；甘草甘平，有安内攘外之能，用以调和中气，即以调和表里，且以调和诸药。以桂芍之相须，姜枣之相得，借甘草之调和阳表阴里，气卫血营，并行而不悖，是刚柔相济以为和也……此方为仲景群方之冠，乃解肌发汗，调和荣卫之第一方也。"

在《吴鞠通医案》中记载有这样一则医案：一名吴氏青年（23岁）患者，在二月二十一日出现头项强痛而恶寒，脉缓有汗，诊断太阳中风证，主以桂枝汤。两剂后，病症未解，加羌活一味，次日脉静身凉。但患者不肯避风，因而复中，这次症状与上次有别，表现为脉紧无汗，则改用麻黄汤法。又因患者素体肥胖，阳气本虚，平常就面色淡黄，舌苔发白，湿气比较重，故在麻黄汤的基础上加助阳胜湿之白术、附子，服后汗出乃愈。在这则医案中，虽是同一位患者，前后不过五六日的病程，但首次患病"脉缓有汗"，再次复中"脉紧无汗"，汗出有别提示前后两次发病的机理不同。有汗者为太阳中风证，代表方为桂枝汤；无汗者为太阳伤寒证，代表剂为麻黄汤。麻、桂两方虽均出自《伤寒论》太阳病篇，均有发汗解表之功，主治外感表证，但麻黄汤适用于外感风寒表实证，以恶寒发热、无汗而喘、脉浮紧为辨证要点，而桂枝汤适用于外感风寒表虚，以发热头痛、汗出恶风、脉浮缓为辨证要点。

若为里证，则以虚证或虚实夹杂的证候多见，其中尤以气虚证和阳虚证最为常见。

气虚自汗，以肺脾两脏气虚较为多见。脾主运化，脾胃化生的水谷精微是卫气的主要物质基础，《灵枢·师传》曰："脾者，主为卫"；肺主一身之气，外合皮毛，主宣发肃降，敷布卫气于表。肺脾气虚，卫气不能固秘，肌表疏松，津液外泄，因而自汗常作。除自汗外，患者还较常人更易为外邪所伤，故平素不耐风寒，易于感冒。天气稍有变化，有的人甚至是出门吹点风，回来就感冒了。另外，还常伴有神疲乏力、少气懒言等气虚症状。在《临证指南医案》中提到："治宜补气以卫外。如气虚表弱，自汗不止者，仲景有黄芪建中汤，先贤有玉屏风散。"《证治汇补》中也提到："脾虚自汗，倦怠少食"，李中梓主张以补中益气汤、四君子汤为主进行治疗。

阳虚自汗，往往在气虚的基础上，强调阳气的温煦作用减退，伴有畏寒肢冷等明显的寒象。就脏腑而言，尤以脾、肾两脏为多见。脾为后天之本，肾为先天之本，内藏真阴而寓元阳，只宜固密。若脾肾两脏阳气亏虚，阳不敛阴，则汗自出。临床还常伴有形寒肢冷、纳呆便溏、腰膝酸冷等症状，治疗宜温阳敛阴，常以金匮肾气丸合补中益气汤为底方，配伍煅龙骨、煅牡蛎、五味子等收涩之品同用。

【医案 2】

张某某，女，59 岁，2004 年 2 月 24 日初诊。自诉：自汗 10 余年，平素易感冒，经中、西医多方治疗无效。刻下症见：自汗，稍动汗出，汗量较多，以头部、上半身为主，伴恶风，畏寒，背冷，全身疲乏无力，寐差，二便调。舌暗红，舌两侧苔黄、舌中少苔，脉沉细数。本病属中医自汗范畴，证属气阴两虚。治则：益气固表，敛阴止汗。拟方：玉竹 18g，桔梗 10g，生地 15g，麦冬 12g，白芍 12g，桂枝 8g，太子参 15g，黄芪 15g，知母 10g，甘草 6g，生姜 3 片。3 剂，每日 1 剂，水煎服。

二诊：服用 3 剂后，出汗减轻，恶风畏寒减轻，仍感乏力，寐差，大便稀，舌暗红苔黄，脉沉数。继用上法，用黄芪建中汤合生脉饮加减治疗。药用如下：黄芪 15g，太子参 15g，麦冬 12g，五味子 10g，生山药 10g，乌梅 10g，白芍 12g，桂枝 6g，生地 6g，茯苓 15g，浮小麦 30g，炒枣仁 10g，甘草 6g。随症加减调理半月后，诸恙悉除，随访至今未见复发。

本案选自王健发表于《山西中医学院学报》的一篇文章《白兆芝教授临床治疗疑难病验案举隅》。白兆芝老先生，山西省阳曲县人，系第四批全国老中医药专家学术经验继承工作指导老师，擅长治疗消化系统疾病及内科疑难病。他治学严谨，学验俱丰，一贯主张辨证与辨病相结合，且辨证准确，用药精当，临床疗效显著。

本案患者张某以自汗10余年为主诉就诊，刻下症见：自汗，稍动汗出，汗量较多，以头部、上半身为主，同时伴恶风，畏寒，背冷，全身疲乏无力等症。从上述症状不难看出，该患者乃因气虚不能卫外为固所致，仔细剖析，畏寒、背冷还应考虑气损及阳，兼有阳虚之证。然古圣先贤早有警戒，如《景岳全书·汗证》云："自汗盗汗，亦各有阴阳之证，不得谓自汗必属阳虚，盗汗必属阴虚也。"再次审读这则医案，可以发现：本案患者59岁，将近花甲之年，且平素体弱，易于感冒；加之自汗10余年，病程较长，不仅阳气亏虚，卫外不固，腠理不密，且津液外泄日久，阴液受损。从症状表现上也可以窥见一斑，如寐差，舌红苔黄、中部少苔，脉沉细数等，故白老辨证为气阴两虚，以黄芪建中汤甘温益气，生脉饮益气生津，重在使气阴两复，诸症皆除。

从本案的解读中，我们应该注意：患者寻求救治的主要症状作为主诉要特别关注，但也不能忽视其他兼见症状，另外还应该结合患者的年龄、性别、病程长短等因素综合进行分析，才能确保辨证精准，否则就可能使得辨证的结果有所偏差。

二、盗汗

"盗"是一个会意字，在《说文》中写作 ![盗], 下面的"皿"，指的是盛食物的盘子，也可以泛指一切器物。上面是"欠"字加"水"，"欠"字在《说文》中写作 ![欠], 被许慎解释为"张口气悟也"，就好像一个人张大嘴巴向上哈气的样子，旁边的"水"，则被解释为"慕欲口液也"。后世段玉裁进一步注解说："有所慕欲而口生液也。"通俗地讲，就是因为看到人家的好东西想占为己有，而贪婪地流口水的样子。一个"盗"字，十分生动地刻画出了一个盗贼试图占有他人财物的丑态。由于盗窃的主要行为方式是私密窃取，所以偷盗之人一般的活动规律大多为昼伏夜出。借用"盗"的这一时间特点，"盗汗"一症也主要表现为睡则汗出、醒则汗止的临床特点。临床上有的病人会说：大夫，我睡着了就一身汗，有时候醒来被子都是湿乎乎的。在《医学正传》一书中也有相类似的描述:"盗汗者,寐中而通身如浴,觉来方知。"

既然"盗汗"一症,出汗的规律与睡觉有着密切的关系,那么,盗汗的发生机理又与睡眠有什么联系呢? 先简单了解一下中医学是怎样认识睡眠的。

中医学认为良好的睡眠和营卫二气的正常运行息息相关,《灵枢·营卫生会》曰:"卫气行于阴二十五度,行于阳二十五度,分为昼夜,故气至阳而起,至阴而止。"在正常情况下,卫气昼行于阳经,阳气盛则醒;夜行于阴经,阴气盛则眠。卫气这种有规律的行阳入阴,与自然界阴阳的昼夜变化相一致,故"壮者之气血盛,其肌肉滑,气道通,营卫之行,不失其常,故昼精而夜瞑"。

借着睡眠的机理来看盗汗,白天清醒的时候,卫气昼行于阳,敷布在外,发挥其护卫之功,腠理致密,故无汗出;当夜晚入睡之后,卫气夜行于阴,卫阳入里,肌表不密,而阴虚之人,虚热内生,迫津外泄,故睡时汗出;醒后因卫阳复出于表,玄府密闭,故汗渐止。如《证治汇补·汗病》曰:"盗汗者,睡则出汗,醒则渐收。因阴气空虚,睡则卫气乘虚陷入阴中,表无护卫,荣中之火独旺于外,蒸热而汗。醒则气固于表而汗止。"所以,临床上盗汗以阴虚内热或气阴两虚证最为多见,常伴有潮热、颧红、五心烦热、舌红少津、脉细数等症。在此,再录刘渡舟先生医案一则,借以分析盗汗的机理。

【医案 3】

罗某,男,45 岁。1995 年 11 月 7 日初诊。

夜寐盗汗 2 个月。寐则汗出,寤则汗止。曾服"六味地黄丸""枣仁安神液"等药弗效。汗出多时,沾湿衣被。并见胸痛、头晕(血压 160/100mmHg)、大便偏干、小便略黄。视其面色缘缘而赤。舌红苔薄黄,脉来洪大。辨为阳盛阴虚,阴被阳逼,营不内守之证。治当泻火滋阴止汗,方用"当归六黄汤"加味:

生地 20g,当归 20g,黄芩 4g,黄芪 14g,熟地 12g,黄柏 10g,黄连 4g,知母 10g,鳖甲 16g,煅牡蛎 16g。

服药 14 剂，盗汗停止，血压降至 120/80mmHg，诸症皆随之而愈。

本案患者罗某，寐则汗出，寤则汗止，主症清晰，当属盗汗之症。再辨其证，通过询问既往诊疗经过获知，患者曾服用"六味地黄丸""枣仁安神液"等，从其用药可以反观前医的辨证思路。六味地黄丸重在滋阴补肾，故推断医者可能认为导致盗汗的原因在于阴虚，因阴虚内热，迫津外泄所致。枣仁安神液由五味子、丹参、酸枣仁等中药组成，因汗为心之液，心血不足，则心气浮越，心液不藏而外泄，故医者以补心安神为法。但患者服药后弗效，说明辨证有误。故再从其兼见症状加以分析，医案中记录"面色缘缘而赤"一症，这一术语出自《伤寒论·辨少阳病脉证并治》："设面色缘缘正赤者，阳气怫郁在表。"熟悉《伤寒论》的人大多知晓"面色缘缘正赤"，描述的是满脸通红的症状，有别于阴虚证的两颧娇红。因阳明经循行于面，阳气郁发于表，故面色红赤，往往提示热邪正盛，且患者舌红苔薄黄、脉来洪大亦属一派火热之象。故刘老辨其为阳盛阴虚，阴被阳逼，营不内守之证，治以当归六黄汤泻火滋阴止汗。当归六黄汤出自李东垣《兰室秘藏》，原文载：当归六黄汤"治盗汗之圣药也，当归、生地黄、熟地黄、黄柏、黄芩、黄连（各等分），黄芪（加倍），上为粗末，每服五钱，水二盏煎至一盏，食前服。小儿减半服之"。《医宗金鉴·删补名医方论》注解本方，曰："用当归以养液，二地以滋阴，令阴液得其养也。用黄芩泻上焦火，黄连泻中焦火，黄柏泻下焦火，令三火得其平也。又于诸寒药中加黄芪，庸者不知，以为赘品，且谓阳盛者不宜，抑知其妙义正在于斯耶！盖阳争于阴，汗出营虚，则卫亦随之而虚。故倍加黄芪者，一以完已虚之表，一以固未定之阴。"根据方证相应的思想，方中三黄并用，直捣上、中、下三焦之热势，总体上偏于寒凉，故亦可知本案患者阳盛与阴虚并重的基本病机。但临床上用于盗汗的治疗，尚需根据病证变化进行加减化裁，不必拘泥，历代医家对此也有诸多论述。如《古今名医方论》中对本方的应用就强调："惟阴虚有火，关尺脉旺者始宜。若阴虚无气，津脱液泄，又当以生脉、六味，固阴阳之根。若用芩、连、柏苦寒伤胃，使金水益虚，木火益旺，有措手不及之虞矣。"

若患者日间动则自汗出，夜间寐则盗汗出，同时伴有面白唇淡、形瘦神靡、短气无力等症状者，多为阴阳两虚之证。如《痰火点雪》认为："若病久而肌脱肉消者，昼则自汗蒸蒸，夜则盗汗袭袭，又属阴阳两虚也。"又因自汗、盗汗有亡津液之弊，故强调医生对自汗盗汗症状应给予足够的重视，不能妄云"法当气血两益之云云，要之自汗盗汗，乃亡津夺液之肇端，但见是证，则当警惕以治，毋寻常一例视也。"

另外，古代医家对阳虚盗汗与阴虚自汗亦早有论述，临床也并非罕见。如《景岳全书·杂证谟·汗证》曰："然以余观之，则自汗亦有阴虚，盗汗亦多阳虚也。如遇虚劳大热之类，最多自汗，故或以饮食之火起于胃，劳倦之火起于脾，酒色之火起于肾，皆能令人自汗。若此者谓非阳盛阴衰者而何？又若人之寤寐，总由卫气之出入，卫气者阳气也，人于寐时则卫气入于阴分，此其时非阳虚于表者而何？所以自汗盗汗亦各有阴阳之证，不得谓自汗必属阳虚，盗汗必属阴虚也。"对于阳虚盗汗与阴虚自汗的病理变化亦不是截然可分的。盗汗亦可因阳虚之人，卫气本弱，人寐卫气入于里，则卫表更虚，腠理开而营液泄所致；自汗亦可因阴虚火旺，蒸津液外泄，人动则阴虚益甚，随时迫津外泄所致。可以说自汗、盗汗作为临床常见的汗出症状，皆有阳虚、阴虚之别，临证应仔细加以区分。故张景岳告诫后人："但察其有火无火，则或阴或阳可见矣。盖火盛而汗出者，以火烁阴，阴虚可知也。无火而汗出者，以表气不固，阳虚可知也。"

三、绝汗

绝汗，又称为脱汗，是指在病情危重的情况下，出现大量汗出，淋漓不止者的症状。《灵枢·决气》篇描述为："津脱者，腠理开，汗大泄。"临床上见到绝汗多提示病情危笃，属亡阴或亡阳之证，《素问·诊要经终论》曰："绝汗乃出，出则死矣。"亡阴汗出，多具有大汗不止，汗液热而黏稠，或汗出如油的特点，伴见身热、手足温、烦渴、脉细数疾等症，可见于大热、大吐大泻、大失血及久病耗损等病症中，多因阴液大伤，虚热迫津外泄所致。治宜益气救阴，固脱止汗，可以生脉散为底方，加用煅龙骨、煅牡蛎等收涩止汗之品。亡阳汗出，则多因久病重病，阳气过耗，特别是累及心阳，导致阳气暴脱，不能固护肌表，津液随阳气外泄所致。其汗出特点为：大汗淋漓、汗稀而冷，兼见面色苍白、四肢厥冷、脉微欲绝等症，治宜回阳益气，救逆固脱，可用人参、附子、龙骨、牡蛎等药。临证时还应注意，绝汗一症，亡阴亡阳皆可出现，且均为外脱之危症，又因阴阳互根互用之关系，两证之间常相继出现，且变化可发生在瞬息之间，最终形成阴阳离决之势。故临床上见到绝汗一症，应谨遵"急则治其标、缓则治其本"的基本原则，随时关注病情变化，采取相应的应急措施，待虚脱症状缓解之后，再根据具体病症表现辨证施治。

在《续名医类案》中记录了一则马元仪治疗金氏妇人产后出血一月以致厥逆、汗脱的病案，在医案中提及"养血补阴不效"。金氏妇人因产后出血而致汗脱，出血在先为因，汗出在后为果，故阴血亏虚为其根本，理应无误。然"养血补阴不效"，这是什么原因呢？血是循行于脉中而富有营养的红色液态物质，属阴；气是人体内活力很强运行不息的极精微物质，属阳；血的正常运行有赖于气的推动和固摄作用的协同，同时气也以血为载体，有赖于血的濡养。妇人产后多虚，加之出血一月不止，气无所依附，导致气亦随之亡脱，津随气泄则汗出不止。诊其脉，两尺脉空大无根，尺脉候肾，沉取亦候肾，脉大无根，为先天真阳内弱，法当大补真阳，以摄虚阴，故前者养血补阴无效。本案中以人参三两，白术一两，附子三钱，茯苓、炙甘草各一钱，益气回阳固脱，一剂知，二剂已，数剂精神胜常矣。

四、局部汗出

人体是一个完整的统一体，身体某一局部的异常汗出，可能反映的是该部位所连属的经络、脏腑的病变，其病证有寒热虚实之别，临床应注意辨别汗出的具体部位以及伴随症状，以便做出正确的诊断和治疗。常见的局部汗出主要有以下几种：

1. 头汗

是指仅头部或头项部汗出较多，又称为但头汗出。在生活中，若因进食一些辛辣食物，或者喝热汤、热水时，或者饮酒之后，出现头汗较多的情况，这都不属于病态。另外，小儿生机蓬勃，机体代谢旺盛，又处在一个活泼好动的年龄阶段，汗出常常较成人为多，尤其头部更易出汗。小儿在入睡后，头部也常常有微微汗出的情况，如果不伴有其他病症表现，也属于生理现象，俗称蒸笼头。

病理情况下，导致头汗的常见原因主要有上焦热盛，迫津外泄；或中焦湿热蕴结，湿郁热蒸；或元气将脱，虚阳上越。头为诸阳之会，上焦郁热，热循阳经上蒸头面，则可见头面多汗，伴有心胸烦闷不适，面赤口渴，舌尖红，苔薄黄等症。若头汗伴有身重倦怠、泛呕脘闷、身热不扬、小便不利、舌红苔黄腻等症，则是中焦湿热蕴蒸所致。《伤寒论》第236条："阳明病，发热汗出者，此为热越，不能发黄也。但头汗出、身无汗、剂颈而还、小便不利、渴引水浆者，此为瘀热在里，身必发黄，茵陈蒿汤主之。"这里"剂颈而还"的剂，不读 jì，应当读 qí，它是齐的古字，指的是汗到脖子这里就没有了，身上一点儿汗也没有。原文的大意是：阳明病，如果发热汗出，说明邪热能够通过出汗而解，是不会出现黄疸的。如果但头汗出、小便不利与口渴喜饮并见者，这是湿热瘀滞在内的表现，随着病程的发展，一定会出现黄疸，治疗要用茵陈蒿汤。为什么湿热为患会出现头汗的症状呢？湿热为患，胶着黏滞，热为湿困，汗出不畅；但湿类水，性往下走，火性炎上，阳热上蒸，且"头为诸阳之会"，在头部湿邪难以牵制阳热，所以只有头部出汗。另外食积中焦者也可见但头汗出的情况，如《张氏医通·汗》说："食滞中宫，热气上炎，亦令头汗"，常伴有胃脘胀满不适、烦热口渴、纳呆等症。以上均属实证。

若年老体虚、久病失养、产后虚弱之人，见头面汗出之症，伴见面色淡白无华、四肢不温、气短乏力、舌淡嫩、脉虚无力等症，多因阳气不足，腠理不固，津液外泄所致。若额头冷汗不止，兼见面色苍白、四肢厥冷、气喘脉微者，乃亡阳之象，由元气将脱，虚阳上越，津随阳泄所致。

2. 手足心汗

手心、足心出汗较多者，称为手足心汗。手足为四肢之末，《素问·太阴阳明论》曰："四肢皆禀气于胃，而不得至经，必因于脾，乃得禀也。"故手足心汗与中焦脾胃的关系密切。因脾主运化，转输水谷精微之气布于全身，充养四肢，若因热郁于内，逼津外出而达于四肢，则可见手足心出汗。如《张氏医通·汗》认为："脾胃湿蒸，旁达于四肢，则手足多汗。"《医碥·汗》也说："手足汗，别处无汗，脾胃之热，达于四肢也。"因中焦湿热郁蒸所致的手足多汗者，常伴有头身困重、身热不扬、苔黄腻等症。另外，手足心为足少阴肾经、手厥阴心包经所循之处，若为久病伤阴，心肾虚火妄动，迫津外泄所致者，除手足心汗出外，还常伴有五心烦热、咽干口燥、盗汗、脉细数等阴虚之症。

3. 心胸汗出

指心胸部出汗过多，如《类证治裁·汗症》所言："当心一片，津津自汗，名心汗。"多属虚证，多见于心脾两虚或心肾不交等证。汗为心之液，或因思虑过度，或因饥饱劳倦失宜，损伤心脾之气，致使心液失于固密，则见当心汗出。常伴见食少纳呆、神疲倦怠、心悸健忘、失眠多梦等症。如清代张石顽《张氏医通》记载："别处无汗，独心胸一片有汗，此思伤心也。其病在心，名曰心汗。归脾汤倍黄芪，或生脉散加当归、枣仁，猪心汤煎服。"若因心肾两脏阴虚，不能敛阳，加之虚热内扰，迫津液外泄所致者，除心胸汗出外，还多伴见心悸、心烦、失眠多梦、腰膝酸软等症，治疗重在交通心肾。

老百姓常说："牙疼不是病，疼起来真要命。"说到"疼痛"，就连咿呀学语的孩子也能明白，它是一种令人非常不愉快的感觉，可以说几乎所有人都有过或轻或重的疼痛体验。比如，一不留神摔了一跤，磕破点儿皮，擦伤部位的皮肤就会出现局部红肿，伴有轻微的疼痛，一般这种疼痛不会持续太久。而当心脏病发作时，患者会突然出现心胸部位的剧烈疼痛，甚至冷汗淋漓，伴有窒息、濒临死亡的感觉。在我国，至少有1亿以上的疼痛患者，多数患者经过不止一次的临床诊断或治疗，缓解疼痛是他们最迫切的希望。疼痛不仅影响人们的身体健康，还容易引发如焦虑、抑郁等精神类疾患，严重影响人们的生活质量，给社会带来沉重的负担。那么，什么是"疼痛"呢？

《说文》中未收录"疼"字，在《广雅》中解释："疼，痛也。""疼"是典型的形声字，从疒（chuáng），冬声。疒，大家都很熟悉，凡是带"疒"旁的字都或多或少与疾病有关系。再看冬天的"冬"，虽是声旁表音，但也具有一定的含义。在《说文》中"冬"写作 𦖨，表示"四时尽也。从仌从夂。"仌（bīng），古同"冰"；夂（zhǐ），在《说文解字·夂部》中解释："夂，从后至也。"所以，在自然界中，当气候寒冷、滴水成冰的时候，冬天就到了。《礼记·月令》篇记载："天气上腾，地气下降，天地不通，闭塞而成冬。"在人体也同样如此，当寒气凝滞，气机不通的时候，疼痛往往也随之而至。如《素问·举痛论》曰："寒气入经而稽迟，泣而不行，客于脉外则血少，客于脉中则气不通，故卒然而痛"，明确提出了"因寒致痛"的根本病机。可见古人在造"疼"这个字时，也充分借用了冬天冰天雪地、寒冷彻骨、天地之气闭塞不通的特点。

"痛"字在《说文》中有收录，被解释为"病也"。痛，也是形声字。从疒，甬声。对于"甬"字，有的注家认为"甬之言涌也，若水涌出也"。所以凡以"甬"作为声旁的字，如汹涌的"涌"、勇敢的"勇"、怂恿的"恿"字，大都含有兴起的意思。所以"痛"字就很形象地描述了当疼痛发生时那种源源不断、奔涌而出、难以抑制的状态。

就疼痛的概念而言，2020年国际疼痛学会（International Association for the Study Pain，IASP）从"生物－心理－社会"医学模式的角度，重新修订了"疼痛"（pain）的定义，原文为："Pain is a distressing experience associated with actuator potential tissue damage with sensory，emotional，cognitive，and social components"，意思是：疼痛是一种与组织损伤或潜在组织损伤相关的感觉、情感、认知和社会维度的痛苦体验。

疼痛作为许多疾病的常见症状，早已经被古人所认知。《素问·举痛论》是目前可见的最早对疼痛进行论述的专篇，其中"其痛或卒然而止者，或痛甚不休者，或痛甚不可按者，或按之而痛止者，或按之无益者，或喘动应手者，或心与背相引而痛者，或胁肋与少腹相引而痛者，或腹痛引阴股者，或痛宿昔而成积者，或卒然痛死不知人，有少间复生者，或痛而呕者，或腹痛而后泄者，或痛而闭不通者，凡此诸痛，各不同形，别之奈何？"这一段话，更是详细阐述了疼痛的临床表现特点，也成为临床对疼痛分类辨识的依据。

目前，对于疼痛的分类还未完全统一，通常根据疼痛的表现特点，如发生的部位、性质、原因及持续时间等进行分类。按照疼痛的发生部位，可分为头痛、胸痛、胃痛、腹痛、腰痛、背痛等。按照疼痛的性质，可分为胀痛、刺痛、灼痛、冷痛、酸痛、隐痛等。按照疼痛的原因进行分类，包括：①伤害性痛，主要是皮肤、肌肉、筋膜、韧带、骨和关节的损伤所引起的疼痛，如骨折、急性或慢性腰扭伤等；②炎症痛：主要是由生物源性或化学源性炎症所致的疼痛，如风湿性关节炎等；③神经病理性疼痛：疼痛常呈放电样、针刺样、烧灼样、刀割样，如三叉神经痛；④癌痛：常见于肝癌、胃癌、胰腺癌等恶性肿瘤骨转移的疼痛等；⑤精神（心理）性疼痛：主要是由于心理因素或心理障碍引起的疼痛，多无确切的躯体病变和阳性检查结果，病人常主诉周身痛或多处顽固性疼痛。另外，按照疼痛持续时间进行分类，可分为急性疼痛和慢性疼痛。一般急性疼痛，短期存在（少于 2 个月），多因新近的躯体损伤，如手术、创伤等直接作用于人体所致。慢性疼痛，大多持续 3 个月或更长的时间，它不仅与既往的损伤有关，还受心理、社会、经济等许多其他因素影响。2000 年 WHO 就明确提出"慢性疼痛是一类疾病"，并将疼痛列为"第五大生命体征"。

中医治疗疼痛历史悠久，方法多样。如三国时期，我国著名的医学家华佗，曾创制麻沸散用于缓解外科手术所带来的疼痛。《后汉书·华佗传》记载："若疾发结于内，针药所不能及者，乃令先以酒服麻沸散，既醉无所觉，因刳（kū，剖开）破腹背，抽割积聚。"另外，以经络腧穴理论为基础的针灸，也成为中医治疗疼痛的有力武器。但是不是一见疼痛，就要止痛呢？

美国的伊沙多尔·罗生福医学博士曾经写过《注意！身体的警讯》一书，他认为疼痛是生命预先设置好的报警装置，比如我们拿手去触碰火，就会因为感到疼痛而将手快速缩回来；但如果没有疼痛的话，我们就有可能被烧焦。所以他在书中写道："如果有位好心的精灵愿意施法使你从今以后都免受疼痛之苦，不论你病成什么样子，或是一场意外中伤得多么严重，你都再也不会感到丝毫的疼痛，你会怎么做呢？……如果你真地接受了这个恩典，那你就犯了这辈子最大的错误！因为疼痛虽然令人痛苦，却是上天所赐给我们的最有用的危难警讯。当你的大脑感受到身体里任何一个部分出了问题时，它就会发出这种疼痛警报，并且不断地送出这种警讯，直到问题解决了为止。想想，如果有一天你摔倒了，却搞不清楚自己是跌断了腿，还是肩膀脱臼，或是撞碎了骨头？……将是多么不幸的事啊！"因此，在疾病情况下，疼痛作为患者的一种自觉症状，是在反复提醒我们，身体的某个地方出了问题，需要赶紧采取措施加以解决。

临床上，许多患者一出现疼痛的症状，就自行服用市面上能够买得到的一些止痛药，如布洛芬等。虽然这些药物能够在短时间内快速缓解疼痛，但由于导致疼痛的原因非常复杂，疼痛又几乎可以发生在身体的任何部位，如果出现不明原因的疼痛，特别是出现不易缓解、难以忍受的剧烈疼痛，千万不要自行服用止痛药，而是应该立刻去医院就诊，以免服药后掩盖症状，耽误病情。

那么，当疼痛发生时，我们应该重点关注些什么呢？由于疼痛属于典型的患者主观感受，因此在临床问诊时，应注意询问疼痛的具体部位、性质、程度、时间、喜恶以及伴随症状等。

第一节　疼痛的病因病机

疼痛作为一种主观体验，受到生物学、心理学和社会环境等多方面因素的影响，导致疼痛的原因有很多，临床上所涉及的疾病也很多，中医学将导致疼痛的机理概括为虚实两类，即"不通则痛"和"不荣则痛"。

一、不通则痛

"不通则痛"，或许大家对这个词会比较熟悉，因为在一些药品的广告上经常会听到。它主要是指实证疼痛的机理，如因感受外邪，或因气滞、血瘀、痰阻，或因食滞、虫积、结石等，阻滞脏腑、经络，闭塞气机，使气血运行不畅而导致疼痛的发生。一般而言，新病疼痛，痛势剧烈，持续不解，痛而拒按者，多属实。金元四大家之一的李东垣，在其所著《医学发明》一书中，就明确提出了"痛则不通"的病机学说，并确立了"痛随利减，当通其络，则疼痛去矣"的"通则不痛"的止痛原则。

1. 感受外邪

邪气自外而入者，以六淫最为常见。宋代陈无择《三因极一病证方论》记载："然六淫，天之常气，冒之则先自经络流入，内合于脏腑，为外所因。"六淫伤人，因其性质不同，致病特点也各异，但多可见疼痛症状。如风为阳邪，循经上扰头面，则头痛，在《内经》中就有"首风""头风"的记载，"首风之状，头面多汗，恶风，当先风一日则病甚，头痛不以出内"（《素问·风论》）。寒主收引凝滞，阻滞气血运行，使经脉不通，不通则痛，寒邪所致的疼痛程度一般比较剧烈，具有喜温、喜暖的特性。《素问·太阴阳明论》曰："伤于风者，上先受之；伤于湿者，下先受之。"故湿邪为患，多见躯体下部病证；且湿性重浊黏滞，故疼痛以酸痛、重痛为主要特点。燥、热之邪侵袭人体，亦可导致疼痛的发生。如秋令燥邪伤人，易伤津液，可致咽部干痒疼痛；火热之邪伤人，则可发为疮疡痛肿。另外，六淫致病，常可相兼为患，如《素问·痹论》曰："风寒湿三气杂至，合而为痹也。"其中，以感受风邪为主者，呈游走性疼痛；以感受寒邪为主者，大多疼痛剧烈，遇寒加重，得温痛减；以感受湿邪为主者，则困重感比较明显。

2. 气机郁滞

气滞，是指脏腑、经络之气阻滞不通。多因情志不遂，或因痰湿、食积、热郁、瘀血等阻滞，或因脏腑功能失调，如肝气失于疏泄、大肠传导失司等，这些原因都可以影响到气的运动，形成局部或全身的气机不畅，不通则痛，从而导致疼痛的发生。气滞于某一经络或脏腑，则可出现相应部位的疼痛。如肺气壅塞，则见胸闷、胸痛；肝郁气滞，则见情志不畅、胁肋或少腹胀痛；脾胃气滞，则见脘腹部胀满疼痛……气滞的部位虽然各不相同，但因其病机相似，故疼痛的性质也多以胀痛为主。

3. 痰饮凝滞

痰饮是人体水液代谢障碍所形成的病理产物，痰饮实邪为患，易阻碍经脉气血的运行，不通则痛，亦可导致疼痛的发生。且痰饮一旦产生，随气流行，内至脏腑，外达筋脉皮肉，无处不到。若痰饮流注经络，气血运行不畅，则可见肢体麻木或疼痛，屈伸不利，甚至半身不遂等症；痰浊阻于心脉，可使心血运行不畅，出现胸闷、心悸，甚则导致心脉痹阻不通，出现心前区闷痛，甚则放射至肩臂；痰饮停聚于胸胁，则可见胸胁胀闷疼痛、咳嗽痛甚等症。

4. 瘀血阻滞

凡离经之血积存于体内，或血行不畅，阻滞于经脉及脏腑组织内的血液，均称为瘀血。瘀血形成之后，停积体内不散，不仅失去血液的濡养作用，还可影响和加重气机郁滞，导致局部或全身的血液运行失常，临床上最常见的症状就是疼痛。瘀血所致的疼痛一般以刺痛为主，且痛处固定不移，拒按，夜间痛势尤甚。如外伤致瘀，可致受伤局部出现肿胀、青紫和疼痛等症。如瘀阻心脉，则会在心胸憋闷的基础上出现针刺样的疼痛；瘀阻肝经，则可见胁痛如刺，痛处固定不移，入夜疼痛尤甚，严重者还可触及痞块。

5.其他

另外，食积、虫积或结石等实邪壅滞，也可导致疼痛的发生。如饮食不节，或暴饮暴食，或偏嗜某些食物，致使食滞中焦，则可导致脘腹部胀满疼痛。生活中，常会遇到有些小朋友，一看见自己喜欢吃的东西就拼命吃，结果吃多了就积食，晚上睡前又哭又闹，叫唤肚子疼，结果哇地一下子吐了，疼痛反倒减轻了不少，这就是典型的食积疼痛，也属于实证疼痛的范围。若因蛔虫、蛲虫等寄生虫寄居于肠道，腑气紊乱，则可见脐周腹痛，时作时止。结石是停滞于体内的砂石样病理产物，结石致病，气机不畅是其基本病机，疼痛是各种结石的共同症状。如胆结石、膀胱结石等，严重者因其嵌滞在相对狭窄的部位，常出现剧烈绞痛。

二、不荣则痛

历来对实邪致痛的论述颇多，如清代叶天士在《临证指南医案》中所提出的"久痛入络"学说等，但临证导致疼痛发生的机理并非全为实证，虚证也可致痛。如《医宗金鉴》中就提到："伤损之证，血虚作痛。"虚性疼痛，即"不荣则痛"，多因气血不足，或阴精亏损，使脏腑经络失养所致。比如，临床上有些慢性胃病患者，往往以反复的胃脘疼痛为主诉前来就诊，一经询问，主要表现为空腹时疼痛明显，吃点东西后反倒能够缓解，且多为隐隐疼痛，程度不是很剧烈，此类型疼痛就属于典型的虚性疼痛。一般起病较缓，病程较长，痛势较轻，时痛时止，痛而喜按者，多属于虚证。

1.气血两虚

气主行之，血主濡润，若因先天不足，或后天失养，致使气血不足，脏腑经络失于濡养，则可表现为隐痛、空痛、绵绵作痛等虚性疼痛的特点。在《素问·举痛论》中还有"脉泣则血虚，血虚则痛"的描述。临证若见妇人经行时肢体疼痛麻木，伴见四肢酸软乏力，月经量少、色淡，面色无华，舌淡苔白，脉细弱等症，则多属血虚所致。因妇人素体血虚，或大病久病，失血伤津致使血虚筋脉失养，经行时期阴血下注，肢体百骸愈之营血灌溉充养，故引发疼痛。《医宗金鉴·妇科心法要诀》曰："经来时身体痛疼……若经行后或血去过多者，乃血虚不荣也。"临床治疗重在养血益气、柔筋止痛，可用当归补血汤化裁。

2. 阳气亏虚

"气主煦之"（《难经·二十二难》），若因久病体弱，或久居寒冷之所，或过服苦寒清凉之品，或过度劳倦，或年高命门火衰，使阳气亏虚，局部失于温养，则也可致疼痛发生。《景岳全书·头痛》曰："阳虚头痛，即气虚之属也，亦久病者有之。其证必戚戚悠悠，或羞明，或畏寒，或倦怠，或食饮不甘，脉必微细，头必沉沉，遇阴则痛，逢寒亦痛，是皆阳虚阴胜而然。治宜扶阳为主，如理阴煎、理中汤、十全大补汤、补中益气汤之类，皆可择用，或以五福饮，五君子煎加川芎、细辛、蔓荆子之类，以升达阳气，则最善之治也"，对阳虚头痛的表现特点、理法方药论述颇详。

3. 津液亏损

津液亏损，阴液不足，不能濡养机体，也能导致疼痛的发生。如出自《伤寒论》的芍药甘草汤就主要治疗因误汗所致阴液不足、筋脉失于濡养的拘急疼痛。全方仅两味药，用酸味之芍药滋阴益营，甘味之甘草缓急止痛，二药合用共奏酸甘化阴、滋养阴液之功，使筋脉得养而疼痛自除。

4. 肾精不足

肾主骨生髓，肾精不足，髓海空虚，腰膝失于荣养，则或发为酸软，或发为空虚疼痛。如年迈之人，肾脏精气亏虚，少阴肾经所循之处不得荣养而作痛，常见老年足跟部疼痛。对于足跟痛的治疗，秦伯未在《中医临证备要》中说："虽系小病，治宜竣补"，可用熟地、菟丝子等温肾阳、填肾精。

第二节　疼痛的性质

临床上，导致疼痛的病因病机不同，其表现出来的性质特点也各异，因此，询问疼痛的性质特点，有助于辨析疼痛的病因与病机，是中医临床辨识疼痛的重要一环。临床常见的疼痛类型主要有：

胀痛 指疼痛伴有胀满的感觉，多为气滞致痛的特征。如胸胁、脘腹等处胀痛，时发时止，多属肺、肝、胃肠气滞之证；但若头目胀痛，伴见烦躁易怒等症，则多见于肝阳上亢或肝火上炎证。

刺痛 指疼痛尖锐如针刺之感，是瘀血致痛的特征之一。以头部及胸胁、脘腹等处较为常见。

窜痛 指疼痛的部位游走不定，或走窜攻痛，或为气滞所致，或见于行痹。若胸胁、脘腹等处疼痛，走窜不定者，多因肝郁气滞或胃肠气滞所致；若肢体关节疼痛，且游走不定者，多见于痹病的行痹，以感受风邪为主，因风具有善行而数变的特性。

固定痛 指疼痛部位固定不移。如瘀血、结石等所致的疼痛，大多疼痛部位即为病变部位，且发病后位置固定不变。若肢体关节疼痛，且位置固定不移，多为痹病中的痛痹或着痹。痛痹者，以感寒为主，寒主收引凝滞；着痹者，以感湿为主，湿性重浊黏滞。

冷痛 指疼痛伴有冷感，且痛而喜暖，是寒证疼痛的特点。常见于腰背、脘腹及四肢关节等处。若因寒邪凝滞，阻滞脏腑、组织、经络，见突发疼痛，程度剧烈，持续不已，且拒按者，多属实寒证；若因阳气不足，脏腑、组织、经络失于温煦，其痛绵绵不已，时作时止，喜温喜按者，多属虚寒证。

灼痛 指疼痛伴有灼热感，且痛而喜凉，是热证疼痛的特点。常见于咽喉、口舌、胁肋、脘腹、关节等处。灼痛也有虚实之分，因火邪窜络，阳热熏灼所致者，属实热证；因阴虚火旺，组织被灼者，属虚热证。

重痛 指疼痛伴有沉重感，多因湿邪困阻气机所致。常见于头部、四肢及腰部。如头部重痛，患者自觉头部沉重疼痛，在《素问·生气通天论》中就有"因于湿，首如裹"的记载。

闷痛 指疼痛带有满闷、憋闷的感觉，多见于胸部，为痰浊阻肺，或痰浊痹阻心脉，气机不畅所致。

绞痛 指疼痛剧烈如刀绞一般，难于忍受，多因瘀血、结石、虫积等有形实邪阻闭气机，或寒邪凝滞气机所致。如心脉痹阻引起的真心痛，结石阻塞尿路引起的腰腹痛，寒邪内侵或蛔虫窜扰胃肠所致的脘腹痛等，往往都具有绞痛的特点。

掣痛　指疼痛而有抽掣牵引感，往往一处疼痛而连及他处，又称为引痛或彻痛，多因筋脉失养而拘急，或经脉阻滞不通所致。如心痛彻背、背痛彻心可见于瘀阻心脉的真心痛；小腿掣痛可因寒凝经脉或肝血不足所致；胆结石的疼痛常常放射到右肩部。

酸痛　指疼痛伴有酸楚不适感。常见于四肢、腰背的关节、肌肉等处。多因风湿侵袭，气血运行不畅，或因肾虚、气血不足，局部组织失养所致。

隐痛　指痛势较缓，尚可忍耐，但绵绵不休，是虚证疼痛的特点。常见于头部、脘腹、胁肋、腰背等部位，多因精血亏虚，或阳气不足，机体失养所致。

空痛　指疼痛伴有空虚之感，也是虚证疼痛的特点。常见于头部、脘腹部，多因肾精不足，或气血亏虚，组织器官失养所致。

第三节　疼痛的程度

人类对疼痛的认识由来已久，对疼痛程度的测量贯穿于疾病治疗的始终，但疼痛的测量又是一项复杂的工作，缺少客观的衡量工具。究其原因，和体温、呼吸、脉搏、血压可以客观测量不同，疼痛是一种典型的主观感受和情绪体验，由多种因素造成，并受躯体的、精神的、环境的、认知的和行为的等多种因素的影响。比如，打预防针时，有的小朋友疼得龇牙咧嘴，哭得眼泪汪汪；有的却说：没事，和蚊子叮了一样。这和家长眼里勇敢不勇敢没有太大的关系，因为人与人的痛阈是不同的。所谓"痛阈"是指引起疼痛的最低刺激量，最常用的痛阈有两种：一种是痛知觉阈，即开始知道痛的刺激强度；一种叫痛耐受阈，即能耐受痛的最大强度。所以，疼痛的测量必须从综合考量疼痛的性质、持续时间的长短、患者能否耐受、功能受损的情况等诸多方面加以判断。

就疼痛性质而言，一般隐隐疼痛，往往程度较轻，若患者描述为针刺样疼痛或刀割样绞痛，程度则相对较重；就时间长短而言，若为持续性的疼痛则相对较重，若疼痛时发时止，则相对较轻，当然也需要结合患者疼痛发作时的性质特点进行判断；另外，还需结合患者的耐受程度，虽然前面提到不同人的痛阈不同，但就某一患者而言，能够耐受的疼痛程度尚轻，难以忍受的疼痛程度则相对较重。比如有些痛经严重的患者，平常与正常人无异，一到经期前后，尤其是月经第一、二天，就只能在床上躺着，脸色苍白，出冷汗，甚至还需要服用止痛药来缓解疼痛，这种疼痛的程度就相对较重。再者，还可结合活动功能的受限情况、对日常工作生活的影响情况进行判断。比如同为腰痛，活动自如者较轻，腰痛不可俯仰反顾者则较重。

目前，临床上对疼痛强度的定量测定大多依靠患者对疼痛体验的主观描述，并借助量表学的方法加以判定。对疼痛的测量方法主要有：

第一类，语言评价量表（verbal rating scale，VRS），即让患者根据自身感受进行语言描述，用一系列词语来代表不同水平的疼痛程度。最轻度疼痛的描述常被评为0分，以后每级增加1分，使整个级别都有相应的评分，便于定量分析疼痛。如世界卫生组织将疼痛分为五级，分别是0度到Ⅳ度。0度就是没有疼痛；Ⅰ度是轻度的疼痛，多为间歇性疼痛；Ⅱ度是中度的疼痛，可以表现为持续性，会影响到正常的休息；Ⅲ度是重度疼痛，这种疼痛必须用药物缓解；Ⅳ度是严重的疼痛，疼痛持续而剧烈，并且会伴有血压等生命体征的变化。这种类型的评价方法相对比较简便，患者容易理解，但精确度相对较低。

第二类，数字等级量表（Numerical Rating Scales，NRS），主要使用数字来评价疼痛。这类量表定量特征更明显，常用的有NRS-11和NRS-101。11点数字评分法（NRS-11），用0~10代表不同程度的疼痛，如下图所示。医生通过询问患者疼痛的程度，做出标记，或者让患者自己标记出一个最能代表自身疼痛程度的数字。此方法很容易被病人理解，也可由医生根据患者的口述进行记录，在临床上较为常用。

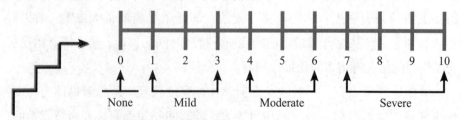

注：0 无痛；1~3 轻度疼痛（疼痛不影响睡眠）；4~6 中度疼痛；7~9 重度疼痛（不能入睡或者睡眠中痛醒）；10 剧痛。

101 数字评分法（NRS-101），与 11 点数字评分法相似，只不过标记的数值为从 0 到 100 共 101 个点，精确度更高，0 同样表示无痛，最剧烈的疼痛则由 100 所表示。由于选择点增多，使疼痛的评分更加数据化，主要用于临床科研和镇痛药的研究领域。

第三类，视觉模拟量表（Visual Analog Scales，VAS），是应用最广泛的单维测量工具。目前，国内临床上通常采用中华医学会疼痛学会监制的 VAS 卡。在卡中心刻有数字的 10cm 长线上有可滑动的游标，0 端代表无痛，10 端代表最剧烈的疼痛。患者面对无刻度的一面，本人将游标放在当时最能代表疼痛程度的部位；医生面对有刻度的一面，并记录疼痛程度。另外，测量尺滑道颜色从蓝色→绿色→黄绿色→黄色→橘黄色→浅红色→深红色，逐渐变化。蓝色代表无痛，深红色代表难以忍受的剧烈疼痛，患者选择符合自己疼痛的颜色，根据标志物的位置读出疼痛程度指数。

第四节　疼痛的部位

疼痛几乎可以发生在人体的各个部位，比如在上的头痛，在下的足跟痛，在外可以是皮表的疼痛，在内则可深入脏腑如心痛等。基于中医整体观的认识，人体的不同部位分别对应一定的经络、脏腑，因此，通过询问患者疼痛的具体部位，在临床上就可以测知病变所在部位。临床上常见的疼痛有：

一、头痛

头痛，是指整个头部或头的某一部分疼痛。

头痛有外感、内伤之分，亦有虚、实之别。《景岳全书·杂症谟·头痛》中提到："凡诊头痛者，当先审久暂，次辨表里。"何谓久暂？久和暂，很明显是一对反义词，指时间的长短。在这里，指的是病程的长短，主要反映的是病性的虚实问题，所以景岳接着说："盖暂痛者，必因邪气；久病者，必兼元气。"

一般来说，病程相对较短者，以实证为主，但也有外感和内伤之分。辨外感、内伤，可根据起病方式、病程长短、疼痛性质等特点加以区别。外感头痛，多为新病，起病较急，病程较短，痛势较剧且无休止，多表现掣痛、跳痛、胀痛、重痛等性质，通过询问多可获知患者有较为明确的外感病史，常兼有恶寒发热等表证表现。外邪之中，尤以风邪为主。因风为阳邪，"伤于风者，上先受之"，"巅高之上，唯风可到"；且"风为百病之长"、六淫之首，常兼夹寒、湿、热邪上袭，有风寒、风热、风湿的不同。外感风寒者，因寒主收引，风寒之邪循经上犯，阻遏清阳，故疼痛多伴有紧束感；且寒为阴邪，故疼痛得温则减，遇寒加重。风热之邪上犯，亦可致头痛，然而热为阳邪，其性炎上，故头痛多伴有胀满的感觉，且遇热加重，甚至头痛如裂。风湿之邪所致的头痛，疼痛呈重痛，"首如裹"，阴雨天头痛往往加剧。外感头痛，治疗以疏散外邪为主。内伤里证，可因情志不遂，郁怒伤肝，导致肝脉拘急而头痛；或气郁化火伤阴，肝阳上扰而头痛；景岳言"此火热炽于内也，治宜清降，最忌升散"，有别于外感头痛。虽然外感、内伤两者都有邪气的存在，治以祛邪为主，但邪之来源有表里之别，故治法亦截然不同。在表者，治宜疏散，最忌清降；在里者，治宜清降，最忌升散。

　　若病程相对较久，则多为虚证，或虚实夹杂的证候。凡先天禀赋不足，或劳欲伤肾，阴精耗损，或年老气血衰败，或久病不愈，产后、失血，气血精髓亏虚，不能上荣于头，均可致头痛。一般来说，起病缓慢，痛势较轻，多表现出隐痛、空痛，绵绵不休，时发时止的特点。如气虚所致的疼痛，可兼见身倦乏力、遇劳加重等特征；血虚所致的头痛，可兼见头晕眼花、面色淡白无华等特征；阳虚者多兼寒象，阴虚者多有热象，治疗重在本虚，以虚者补之为基本原则。

　　对于病性虚实的判断，除了要分析患病时间的长短外，还要结合疼痛的性质，不同的疼痛性质也有助于分析病性的虚实。如头痛呈刺痛、位置固定、夜间加剧者，多属瘀血头痛。从病性上讲，属于典型的实证疼痛。但是瘀血作为继发性的病因，在体内形成并蓄积，往往不是一朝一夕的事情，中医有"久病入络"之说。在《医林改错》一书中论头痛，就有"无表证，无里证，无气虚、痰饮等症，忽犯忽好，百方不效"者，属瘀血之说，常用的药物如通窍活血汤等。可见瘀血所致的头痛，也具有时发时止、反反复复的特点。景岳也告诫后世："然亦有暂病而虚者，久病而实者，又当因脉、因证而详辨之，不可执也。"痰浊上犯所致的头痛与瘀血相似，有一个相对较长的痰浊内生的过程，大多与平素饮食不节，脾胃运化失调有着密切的关系。痰浊为阴邪，易困阻人体的阳气，上蒙清窍，则头昏沉作痛，或伴有眩晕、犯呃等症状，察其舌苔多偏厚腻，治疗以化痰为主，如半夏白术天麻汤等。

另外，一些诱发头痛发生的影响因素也可以帮助我们进一步加以判断。例如，因劳倦而发者，多为内伤，且以气血阴精不足之虚证为主；因气候变化而发，常为外邪所困；因情志波动而加重，与肝的关系密切；外伤之后而痛，多属瘀血。

头痛，既可以是全头疼，也可以是头某一局部的疼痛，因此辨析疼痛的具体部位，在临床上就显得非常重要。头为诸阳之会，是人体经络最为密集的地方，手、足三阳经均直接循行于头部，足厥阴肝经上行于头与督脉相交，其他阴经也间接与头部联系。所以，根据头痛的具体部位，可进一步确定病变在哪一经，加之经络还与脏腑有直接的关联，头痛的部位又可以进一步反映出疾病所影响的脏腑。

头的前额部连及眉棱骨是足阳明胃经的走行路线，如果这个部位出现疼痛，则表明邪气在阳明经或在胃；头的两侧太阳穴位置是足少阳胆经的走行路线，如果这个部位出现疼痛，则表明邪气在少阳经或在胆；头的后枕部以及颈项部位置是足太阳膀胱经的走行路线，如果这个部位出现疼痛，则表明邪气在太阳经或在膀胱；头的巅顶部位置是足厥阴肝经的走行路线，如果这个部位出现疼痛，则表明邪气在厥阴经或在肝；头部的牙齿部位是足少阴肾经的走行路线，如果出现头痛连及牙齿，则表明邪气在少阴经或在肾；此外，如果头痛伴有腹泻，则是邪气在太阴经或在脾的表现。

临床上治疗头痛，可选用不同的"引经药"，对发挥原方疗效具有一定帮助。根据头痛的部位，参照经络循行路线，如太阳头痛，可选用羌活、蔓荆子、川芎；阳明头痛，可选用葛根、白芷、知母；少阳头痛，可选用柴胡、黄芩、川芎；厥阴头痛，可选用吴茱萸、藁本等。

【医案 1】

项某，女，49 岁。初诊：1977 年 8 月 22 日。颠顶及前额疼痛，已历多年，遇寒加剧，且伴恶心，目眩，自己不能支持，神疲纳差，面色晦暗，唇紫，舌淡质暗，苔薄黄，脉细弱。血压 106/84mmHg，血常规检查正常，神经科及脑电图等检查均未见异常。屡用中西药物治疗效果不显。病属血虚夹瘀，头目失养。治当养血和血，化瘀通络。处方：当归 12g，川芎10g，赤白芍各 12g，桃仁 10g，红花 10g，葱白 2 根，全蝎 5g，细辛 3g，茺蔚子 10g，钩藤 12g，白蒺藜 12g。6 剂。

本案选自董建华 1985 年发表于《湖北中医杂志》的文章《头痛医案五则》中的一则。通读本案，很显然，困扰患者项某的主要问题是头痛，对于头痛的辨识，我们谨遵景岳"凡诊头痛者，当先审久暂，次辨表里"的原则，综合考量头痛的部位、性质、喜恶及伴见症状。项某至就诊之时，头痛已历多年，"久病者，必兼元气"，虚证或虚实夹杂的可能性较大。疼痛部位以颠顶及前额为主，结合经络的循行，颠顶痛多属厥阴，前额痛多属阳明，对应到脏腑，则与肝、脾胃关系较为密切。肝藏血，女子以肝为先天；脾胃为后天之本，气血生化之源。项某久病不愈，加之年已七七，"七七，任脉虚，太冲脉衰少，天癸竭，地道不通，故形坏而无子也"（《素问·上古天真论》），同时伴见眩晕、舌淡、脉细等血虚之象，故血虚之本可辨。察其面色晦暗、唇紫、舌淡暗，又见瘀血之征。故董建华先生辨其为血虚夹瘀之证，以川芎、桃仁、红花、赤芍活血化瘀，以当归、白芍、茺蔚子、钩藤、白蒺藜疏肝养血，清利头目；佐葱白、细辛辛香走窜以入颠顶；全蝎能通络止痛，以达止痛活络之功。

二、胸痛

胸痛，是指胸部正中或偏于一侧疼痛。胸居上焦，内藏心肺，故胸痛多因心肺病变所致。临床可根据胸痛的具体部位、性质和兼症进行综合分析。

胸膺部位作痛，兼有咳喘、咯痰者，病位在肺，常见于肺痨、肺痈、肺癌等疾病。如《医碥·杂症·胸痛》曰："五脏及胆、心包络七经，筋脉俱至胸，是诸经之邪，皆得为胸痛。而胸者，肺之部分，则其痛尤多属肺可知。"若胸痛，咳喘气促，痰黄而稠者，为热邪壅肺；若胸痛，壮热，而咳吐脓血腥臭痰者，多属肺痈；若胸痛，干咳，或咯血，或痰中带血，伴潮热、盗汗者，多属肺痨，常因阴虚有火灼伤肺络所致。

心位于胸腔之内，膈膜之上，肺之下，所以胸痛也可能是由于心脏本身的病变，早在马王堆古汉墓出土的《五十二病方》中就有"心痛"的病名。如胸前"虚里"（左乳下第四、五肋间，心尖搏动处）部位作痛，以膻中或左胸部发作性憋闷、疼痛为主，疼痛可以放射至肩背内臂，其病变部位大多在心，常见于胸痹心痛、真心痛。《素问·痹论》曰："心痹者，脉不通。"胸痹一病，其性质有虚有实，常以本虚标实、虚实夹杂为多见，虚者可是气虚、阳虚、阴虚、血虚，尤以气虚、阳虚多见；实者不外气滞、寒凝、痰浊、血瘀，并可相兼为患，其中又以血瘀、痰浊为多见。痰浊为患者，疼痛伴有闷重感，患者大多形体肥胖，痰多气短，遇阴雨天而易发作或加重，伴有倦怠乏力，纳呆便溏，口黏，恶心，咯吐痰涎，苔白腻或白滑，脉滑。瘀血为患者，心胸疼痛剧烈，如刺如绞，痛有定处，甚则心痛彻背，背痛彻心，或痛引肩背，伴有胸闷，日久不愈，可因暴怒而加重，舌质暗红，或紫暗，有瘀斑，舌下瘀筋，苔薄，脉涩或结、代、促。若胸痛剧烈，甚则持续不解，伴有汗出肢冷、面色青灰、手足青冷、脉微细或结代等，属真心痛的危急重症。《灵枢·厥病》曰："真心痛，手足青至节，心痛甚，旦发夕死，夕发旦死。"临床上还应注意，有些胸痹心痛、真心痛的不典型患者，其疼痛的部位并不在"虚里"处，故不可一概以部位而论，应当注意辨析。

三、胁痛

胁痛，是指胁肋部的一侧或两侧疼痛。"胁者，肝胆之区也"（《医方考》），两胁是足厥阴肝经和足少阳胆经所过之处，肝胆又居于右胁，故胁痛多与肝胆病变有关。临床上，当结合疼痛的性质和兼见症状进行辨别。

若胁痛以胀痛或窜痛为主，疼痛每随情志不舒而增剧，常伴有情绪抑郁或易怒、胸闷、善太息等症，为肝郁气滞之证。若胁痛以胀痛或灼痛为主，且触痛明显，或疼痛牵引至肩背，伴有脘腹胀闷、纳呆、恶心呕吐、厌食油腻、口干口苦、身体困重，或兼身热恶寒、身目黄染、小便短黄、大便不爽或秘结等症，察其舌，多为红舌、黄腻苔，诊其脉，脉多弦滑者，可辨为肝胆湿热之证。出自《医方集解》的龙胆泻肝汤是临床常用的方剂，治以清利湿热为主。若胁肋部以刺痛为主，持续不已，入夜尤甚，或胁下可触及肿块，位置固定而拒按，伴见面色晦暗，舌质紫暗者，则属瘀血阻络之证。许多肝胆疾病发展到后期，常会出现瘀血阻滞的情况，正如《临证指南医案》中所说："经主气，络主血，久病血瘀"，临证可选用膈下逐瘀汤或复元活血汤等。若因肝阴不足，脉络失养，亦可致胁痛。《金匮翼》言："肝虚者，肝阴虚也，阴虚则脉细急，肝之脉贯膈布胁肋，阴虚血燥则经脉失养而痛。"患者常表现为胁肋隐隐疼痛，绵绵不休，伴见两目干涩、五心烦热、盗汗等阴虚表现，治疗重在养阴柔肝，稍佐理气通络之品，可选一贯煎临证加减化裁。若胁肋饱满胀痛，咳唾痛剧者，是饮停胸胁之悬饮病。在《金匮要略·痰饮咳嗽病脉证并治第十二》篇中明确提出了"痰饮"的名称，并按照饮邪停留的部位不同，有痰饮、悬饮、溢饮、支饮之分。其中"饮后水流胁下，咳唾引痛，谓之悬饮"，治宜攻逐水饮，如葶苈大枣泻肺汤，身体壮实者还可选用十枣汤。

四、胃脘痛

"脘"字，在生活中用得比较少，但在中医学中却是个常见字。《说文》解为"胃府也"。《正字通》曰："胃之受水谷者曰脘。"在《简明中医辞典》中将胃脘解释为胃腔，上口贲门部为上脘，中部为中脘，下口幽门部为下脘。因此，胃脘痛主要是指剑突下上腹部位疼痛的症状。

胃主受纳、腐熟，以降为和，各种原因诸如外感寒邪、饮食不节、情志不遂，或久病耗伤，脾胃虚弱等均可导致胃失和降，气机阻滞，进而引发胃脘疼痛。临床上，应结合其疼痛的性质、特点及兼症，认真进行辨别，重点辨其病性的虚实与寒热。

一般来说，虚证胃脘痛多见于久病体虚之人，疼痛性质以隐痛为主，痛势徐缓，时作时止，喜揉喜按，常常在饥饿或劳累时诱发或加重，揉按或得食后则疼痛减轻，伴有食少乏力、脉虚等症；实证胃脘痛多见于新病之人，患者素体壮实，疼痛以胀痛、刺痛等为主，痛势急剧，痛有定处而拒按，且常在进食后疼痛加剧，伴有大便秘结、脉实等症。

对于胃脘疼痛，临床还需辨别其寒热属性。寒证者，多见胃脘冷痛，得温则痛减，遇寒则加剧，常因贪凉饮冷或外感寒邪而诱发或加重，伴有面色苍白、口不渴、舌淡、苔白等症；热证者，多见胃脘灼热疼痛，喜冷恶热，进食辛辣燥热食物易于诱发或加重，伴有口干口渴、大便干结、舌红、苔黄少津、脉数等症。

《素问·宝命全形论》曰"土得木而达"，脾胃的受纳运化，中焦气机的升降，均有赖于肝的疏泄，故胃脘痛与肝的关系也非常密切。肝主疏泄，调畅情志，若因忧思恼怒，情志不遂，致使肝气郁结，横逆犯胃，则可见胃脘胀满疼痛，或攻窜胁背，伴见胸胁胀满、喜太息、嗳气频作等症，临床可选柴胡疏肝散等疏肝解郁、理气和胃的方剂基础方进行加减化裁。气有余便是火，若郁久而化热，肝火犯胃，因火性急迫，故疼痛发作较急，痛势较剧，常伴见口渴喜饮、大便秘结、舌红苔黄等实热征象，治疗在疏肝的基础上以泻热为主。但因肝体阴而用阳，阴常不足，阳常有余，郁久化热，最易耗伤肝阴，此时选用理气药应远刚用柔，慎用过分香燥之品，宜选用白芍、香橼、佛手等理气而不伤阴的解郁药，也可与金铃子、郁金等偏凉性的理气药，或与白芍、甘草等柔肝之品配合应用。

食积也是导致胃脘痛的原因之一，在儿科尤为常见。若因小儿饮食不节，饥饱无度，或过食肥甘厚味，食滞不化，导致胃脘气机受阻，不通则痛，也可引起胃脘痛。食积胃痛，大多以胀痛为主，伴见嗳气、反酸，或者呕吐一些不消化的食物，疼痛常常能够在吐后得到明显缓解，察其舌多以厚腻苔为主，治疗以消食导滞为基本原则。例如生活中常用的大山楂丸，山楂善于消肉食，所以每每大鱼大肉吃多了，自觉脘腹部撑胀难受时，就可以吃一粒大山楂丸。再有，以前逢年过节杀鸡时，总要把鸡的胃单独留出来，从中间剖开，洗去里面的沙石，剥取内侧的一层膜，放在炉边烘干，碾成粉末，当家里有小孩子因为食积消化不良时，就拿出来少许，用温水送服下去，这就是我们熟悉的鸡内金，也具有消食化滞的功能。

如果经常阅读古籍文献，可能会发现在历代文献资料中，也有将胃脘痛称为"心痛""心下痛"者，如《千金要方》中的九种心痛，就多指胃痛而言。但这与心脏病变所引起的心痛有着本质的区别，临床上应加以认真鉴别。

心与胃的位置很近，胃痛可影响及心，表现为连胸疼痛，心痛亦常涉及心下，出现胃痛的表现，故应高度警惕，防止胃痛与心痛尤其是胃痛与真心痛之间发生混淆。胃痛多发生于青壮年，疼痛部位在上腹胃脘部，其位置相对较低，疼痛性质多为胀痛、隐痛，痛势一般不剧，其痛与饮食关系密切，常伴有吞酸、嗳气、恶心呕吐等胃肠症状，临床可结合胃镜及病理组织学等检查加以判断。心痛多发生于老年，其痛在胸膺部或左前胸，位置相对较高，疼痛性质多为刺痛、绞痛，有时剧痛，且痛引肩背及手少阴循行部位，痛势较急，饮食方面一般只与饮酒饱食关系密切，常伴有心悸、气短、汗出、脉结代等心病症状，患者的心电图等与心脏相关的检查可见异常。

【医案2】

张某，女，33岁。

2006年7月11日初诊：诉胃隐痛2年。现病史：胃隐痛2年，喜温喜按，胸口憋闷，打嗝，畏寒，肠鸣，大便不成形，2~3次/日。末次月经：6月9日，行经3日，腰痛，有血块，舌暗，苔薄黄，有瘀点，脉弦细无力。

辨证：脾胃虚寒。

治法：温中健脾，和胃止痛。

方药：生黄芪15g，党参12g，炒白术12g，茯苓30g，升麻3g，炒白芍18g，炙甘草6g，砂仁（后下）5g，炒薏苡仁30g，炒枳壳10g，大枣6g，生姜3片，木香3g。7剂，水煎服，日1剂。

2006年8月1日二诊：患者诉，胃痛有所改善，按之痛减，大便溏薄，3次/日，脚凉。末次月经：7月21日。舌暗红苔黄，脉弦细无力。上方生黄芪加至18g，党参加至15g，木香加至5g，白芍减至15g。服7剂后，诸症均消。

本案选自《颜正华中药学思想与临床用药研究全集》。患者张某以胃脘隐痛 2 年，喜温喜按为主诉就诊。胃脘痛，首辨虚实，患者自诉疼痛性质呈隐隐作痛，喜揉喜按，且反复发作，持续 2 年，初辨其为虚证；次辨寒热，疼痛为冷痛，得温则减，遇寒加重，再辨其为寒证。久病脾胃虚弱，中阳不振，寒从内生，胃失温养，则胃脘隐痛、喜温喜按；脾以升为健，胃以降为和，脾胃虚寒，升降失常，脾气不升则大便溏薄，次数增多；胃失和降，胃气上逆则打嗝。颜老治脾常用健脾、益气、升提之品；治胃多用和中、养胃、降逆之药。阳虚必兼气虚，故方用黄芪建中汤合四君子汤加减化裁。用党参、炒白术、茯苓补气健脾；加甘温补气升阳之黄芪，以增强益气建中之力，使阳生阴长，诸虚不足者得益；再添少量升麻助阳气升提；兼配白芍、甘草缓急止痛，炒薏苡仁健脾止泻，大枣与生姜补气和中降逆；并佐砂仁、炒枳壳、木香温中、行气、止痛，使补而不滞。诸药合用，收效甚好。

五、腹痛

腹痛，是指胃脘以下、耻骨毛际以上的部位发生疼痛。腹部的范围较广，既可以是弥漫性全腹部疼痛，也可以是局限在某一部位的疼痛。中医将腹部分为大腹、小腹和少腹三部分，其中横膈以下、脐以上为大腹，属脾、胃；脐以下至耻骨毛际以上正中为小腹，属膀胱、胞宫、小肠、大肠；小腹两侧为少腹，属足厥阴肝经所过之处。由于腹内脏器众多，有肝、胆、脾、肾、大肠、小肠、膀胱等，并且有足三阴、足少阳、手阳明、足阳明、冲、任、带等诸多经脉循行；导致腹痛的病因、病机也比较复杂，寒、热、虚、实、气滞、血瘀等均可致病，且彼此之间相互影响，相兼为病，并且内外妇儿各科均可出现，因此临证时必须注意辨别。

询问腹痛时，首先要查明疼痛的确切部位，临床上还可与按诊相结合，用以判断病变所在的脏腑。如大腹主脾，大腹疼痛多与脾胃有关；小腹疼痛，若伴见小便异常，则可能是膀胱的病变，若女性随月经周期而发，则多为胞宫的问题；少腹疼痛，牵及外阴者，是厥阴肝脉的问题。

故临证辨别腹痛，还应结合其疼痛的性质，了解引起腹痛的具体病因，进行综合分析判断。腹痛猝然而发，拘急冷痛，痛无休止，得温稍减，伴见肠鸣腹冷者，为寒痛；腹痛灼热，腹胀拒按，大便秘结不通者，为热痛；痛势绵绵，喜揉喜按，时轻时重，时缓时急，痛而无形，饥则痛增，得食痛减者，为虚痛；痛势急剧，痛时拒按，痛而有形，疼痛持续不减，得食则甚者，为实痛。

依据"通则不痛"的原则，腹痛的治疗总以"通"为大法，《医学真传·腹痛》谓："夫通则不痛，理也。但通之之法，各有不同，调气以和血，调血以和气，通也；下逆者使之上行，中结者使之旁达，亦通也；虚者助之使通，寒者温之使通，无非通之之法也。若必以下泄为通，则妄矣。"这里所说的"通"法，属广义的"通"，并非单指攻下通便，而是在准确辨证的基础上，因证立法，实则泻之、虚则补之、热者寒之、寒者热之、滞者通之、瘀者散之，标本兼治。

六、背痛

背痛，是指后背两侧或脊柱部位发生疼痛的一种自觉症状。背部中央为脊柱，督脉行于脊里，脊背两侧为足太阳膀胱经所过之处，两肩背部又有手三阳经分布。故背痛多与督脉、足太阳经、手三阳经病证有关。若为寒湿之邪客于太阳经脉，寒湿凝滞，经络闭阻，气血运行不畅，不通则痛，故多见背痛连项，兼有恶寒等表证，常以羌活胜湿汤加减，重在祛风散寒、胜湿止痛。若为久痛，则多为虚损夹瘀，见于老年人或久病体弱之人。因气血亏虚，气虚无力推动血液的运行，血流不畅，经脉失养，则背部酸痛，常在入夜后加重，活动后减轻。临床常以益气养血为主，兼以活血通络，如蠲痹汤与小活络丹同用。

七、腰痛

腰痛，是指腰脊正中或腰部两侧疼痛。一提到"腰痛"，很多人就会联系到"肾虚"，因为早在《素问·脉要精微论》中就有记载，说："腰者，肾之府，转摇不能，肾将惫矣。"生活中经常会听到有些人说不小心闪了腰，腰局部青紫疼痛，功能活动受限，这实际上属于外伤所致的腰痛。大概在明清时期，古人对腰痛的病因、病机和证治规律已经有了较为系统的认识，也积累了丰富的临床经验。如《七松岩集·腰痛》中就指出："然痛有虚实之分，所谓虚者，是两肾之精神气血虚也，凡言虚证，皆两肾自病耳。所谓实者，非肾家自实，是两腰经络血脉之中，为风寒湿之所侵，闪肭挫气之所碍，腰内空腔之中，为湿痰瘀血凝滞不通而为痛，当依据脉证辨悉而分治之。"因此，腰痛不仅要考虑肾的病变，同时还要考虑腰部周围组织的病变，如骨质增生、腰椎间盘突出症、腰部急慢性外伤或劳损等。

虽然导致腰痛的原因有很多，但《景岳全书》言："腰痛之虚证十居八九"，"其有实邪而为腰痛者，亦不过十中之二三耳"，故肾虚失养仍然是导致腰痛的重要病机。若腰痛绵绵，酸软无力，以两侧为主，劳则加重，常反复发作者，多属肾虚。其中，偏阳虚者，局部冷感明显，可以右归丸为主方温养命门之火；偏阴虚者，则以左归丸为主方，重在滋补肾阴。

《素问·痹论》曰："风寒湿三气杂至，合而为痹也。""痹证"不仅见于四肢关节，若因居处潮湿，或劳作汗出当风，或冒雨着凉，外感风寒湿邪，腰部经脉受阻，气血不畅，也可以导致腰痛的发生。如《诸病源候论》一书提到："……寝卧湿地，是以痛。"若腰痛呈冷痛，且局部困重感明显，转侧不利，每遇阴雨天或腰部感寒后加剧，痛处喜温，得热则减，可用渗湿汤散寒除湿、温经通络，配合温熨的外治疗法效果会较好。日常可以将食盐炒热，用纱布包裹，温熨于痛处。若感受的是湿热之邪，或者风寒湿邪郁久化热，则可形成湿热阻痹的腰痛，其痛处则伴有明显的热感，全身亦可见热象，治疗以清热除湿并重，可用二妙散加减进行治疗。

腰背部是人体用力最多的部位，为人体提供支持并保护脊柱。若因腰部用力不当，摒气闪挫，跌仆外伤所致的腰痛，多起病突然，有明显的外伤史，疼痛较为剧烈，不能俯仰转侧，动则加剧，常伴有局部的青紫和压痛。若因腰部持续用力，劳作太过，或长期体位不正，亦可使腰部气机壅滞，血络瘀阻而致腰痛发生。久病腰痛成瘀者，常在既往腰痛的基础上发生疼痛性质的改变，以刺痛为主，拒按，部位固定不移，日轻夜重。这两种情况虽然起因不同，但辨证相同，均为瘀血阻络的腰痛，在临床上均可选身痛逐瘀汤为主方加减进行治疗。

另外，泌尿系统的疾病也常伴有腰痛，在女性患者更为多见。因女性尿道短而直，且尿道外口靠近肛门，常有大肠埃希菌等细菌寄生，加之女性生理方面的特点，尿道口污染的机会较多，若不注意卫生，则容易发生感染。发病时，其腰痛可牵掣少腹或侧腹，常伴有尿频、尿急、尿痛或尿血，临床可参照湿热蕴结下焦所致的淋证进行辨治。

腰痛也是妇科经、带、胎、产及杂病的常见症状，尤其是经产妇中，大约有 80% 以上的妇女都可出现腰痛，特别是在经期、孕期和产后等特殊时期。输卵管炎、盆腔炎等生殖器官炎症大多腰痛连腹，伴随有带下的异常，中医多以带下病进行治疗。

八、四肢痛

四肢痛，是指四肢的肌肉、筋脉、关节等部位疼痛。四肢关节疼痛，屈伸不利者，常见于痹证，多因风寒湿三邪侵袭或湿热蕴结，阻滞气血运行所致，临床上要注意询问其疼痛的特点及兼症，以便做进一步的分析、判断。若疼痛游走不定者，为行痹，以感受风邪为主，因风邪善行而数变；若疼痛剧烈，遇寒加甚，得热痛减者，为痛痹，以感受寒邪为主，因寒邪收引凝滞；若重着而痛，固定不移，或伴有肌肤麻木不仁者，为湿痹，以感受湿邪为主，因湿邪重浊黏滞，易困阻气机；若关节红肿热痛，为热痹，多因感受湿热之邪或风寒湿邪郁久化热所致；若关节疼痛，肿大变形，屈伸受限者，为尪痹，多因痹病日久，痰瘀阻络，筋脉拘挛所致。四肢肌肉作痛，多因脾胃虚损，水谷精微不能布达四肢所致。若独见足跟或胫膝痛者，属肾虚，多见于老年体衰之人。

在这里，介绍我曾诊疗的两则案例。病例一是我的母亲。我的姥爷病故恰逢九月底，秋雨绵绵，天气格外阴冷。因为宾客众多，就在屋外面搭了个棚子祭奠烧香，妈妈和舅舅们需要在外面一直守着。几天下来，待姥爷安葬后，妈妈到我这里小住，她总说腿疼，膝关节活动明显受限。考虑到 60 岁左右的年龄，既往就经常腰腿疼痛不适，比旁人怕冷，再加上短期内感受寒湿之邪，治宜扶正与祛邪兼顾，既应驱散风寒湿邪，又当补益肝肾气血。因此我就开了独活寄生汤原方，妈妈服药 1 周后症状明显减轻，离开我家的时候又带了 2 周的药以巩固疗效。独活寄生汤出自《备急千金要方》，功效为祛风湿，止痹痛，益肝肾，补气血，主治痹证日久，肝肾不足，气血两虚，证属正虚邪实者。方中重用独活为君，辛苦微温，善治伏风，除久痹，且性善下行，以祛下焦与筋骨间的风寒湿邪。臣以细辛、防风、秦艽、桂心，细辛入少阴肾经，长于搜剔阴经之风寒湿邪，又除经络留湿；秦艽祛风湿，舒筋络而利关节；桂心温经散寒，通利血脉；防风祛一身之风而胜湿，君臣相伍，共祛风寒湿邪。本证因痹证日久不愈，累及肝肾，耗伤气血，遂佐入桑寄生、杜仲、牛膝以补益肝肾而强壮筋骨，且桑寄生兼可祛风湿，牛膝尚能活血以通利肢节筋脉；当归、川芎、地黄、白芍养血和血，人参、茯苓、甘草健脾益气，以上诸药合用，具有补肝肾、益气血之功。且白芍与甘草相合，尚能柔肝缓急，以助舒筋。当归、川芎、牛膝、桂心活血，寓"治风先治血，血行风自灭"之意。甘草调和诸药，兼使药之用。

病例二是我一名学生的妈妈，47 岁，2021 年 11 月 19 日初诊。自诉 2021 年一二月份月经尚能如期而至，后每隔两三个月需口服黄体酮后月经方能来潮，末次月经是 9 月 28 日，行经 2~3 天，量少，色淡，无血块。患者认为，她这个年龄月经不规律也属正常，让她颇为苦恼的事情主要是足跟疼痛，站立时间稍久则疼痛酸困明显，睡前尤甚，孩子假期在家的时候，每天睡前总是坚持帮妈妈按摩足部。因受此累，患者常常入睡困难，有时睡着了还会出现小腿抽筋的情况，平素手足冷、怕风明显。另兼见烘热汗出，喜太息，性急易怒，腰酸等症。查体：面色萎黄、口唇色淡，舌淡胖边有齿痕，苔白厚腻，脉沉细。考虑到女子绝经前后肝肾精血亏虚，肾主骨，肝主筋，足跟部又是少阴肾经循行的部位，因精血亏虚，局部失养，不荣则痛，故足跟疼痛，喜揉喜按；又因围绝经期女性素有烘热汗出之症，汗出之时，腠理疏松，易感受风寒湿邪，邪气留滞于关节、筋骨之间，正不胜邪，筋骨失养，故疼痛多兼怕冷、怕风明显的特点。另外，还可见面色萎黄、口唇色淡，经期延后、月经量少、色淡等气血不足之象，与独活寄生汤祛风湿、止痹痛、益肝肾、补气血之立方主旨甚合，故以独活寄生汤加减治疗。服药后疼痛明显缓解，连续用药 3 周后月经来潮。

九、周身痛

周身痛，是指头身、腰背、四肢均觉疼痛。临床应注意询问其发病的时间、病程的长短。一般来说，新病周身痛多属实证，常因感受风寒湿邪，经气不利所致；若久病卧床不起而周身痛多属虚证，因气血亏虚，筋脉失养所致。

第六章 问睡眠

古人云："日求三餐，夜求一宿。"充足的睡眠、均衡的饮食和适当的运动，已成为社会公认的三项健康标准。睡眠是生存的前提，如早在长沙马王堆出土的医书《十问》中就有相应的记载："夫卧非徒生民之事也，举凫、雁、肃霜（鹔鷞）、蛇檀（鳝）、鱼鳖、奂（蠕）动之徒，胥（须）食而生者，胥卧而成也……故一昔（夕）不卧，百日不复。"可见不仅人类需要睡眠，但凡只要开口吃东西的生物，像天上飞的鸟，水里游的鱼，地上爬的虫，都需要睡觉才能维持他们的生命。

睡眠的好坏直接关乎人们生活质量的高低，如果没有得到充足的睡眠，会有哪些危害呢？《山海经》在"南山经"中曾记载上古时期的一种怪鸟，曰："有鸟焉，其状如鸡而三首六目，六足三翼，其名曰鹝（cháng）鵂（fū），食之无卧。"因为鹝鵂有三个脑袋六只眼，三个翅膀六只脚，就可以轮流值班，只要有一个脑袋保持高度警惕，剩下的就可以处于休息状态，这样不但不会精力不济，反而可以保持日夜不休地长途奔袭，以躲避仇敌的追杀或者自然灾害。据说人吃了它的肉，就可以不睡觉，日夜保持清醒状态。暂且不说鹝鵂这种神话中上古时期的怪鸟是否存在，即使真的有，想必也不一定真的受欢迎。昼夜不眠，失眠的患者深有体会，那是极其痛苦的一件事情。如果哪天因为某个原因，熬个大夜，一晚上不睡，第二天可能就会伴有疲乏、嗜睡的感觉，有些人还会出现心慌、胸闷、气短等表现，即使第二天补一天的觉，醒来也可能还是感觉脑袋昏昏沉沉的，很符合"一夕不卧，百日不复"的说法。若是长期睡眠缺乏，危害则更大。

比如人的情绪会因此变得焦虑、紧张，记忆力、注意力都会明显下降；人体免疫力也会因此变得低下，各种慢性疾病随之而来，像心脑血管疾病的发生率就会明显增加；如果正处在青少年时期，还能影响他们的生长发育等。因此，清代《笠翁文集》中强调："养生之诀，当以睡眠居先。睡能还精，睡能养气，睡能健脾益胃，睡能坚骨强筋。"百姓当中也流传着"吃药十服，不如独宿一夜""吃洋参，不如睡五更""不觅仙方觅睡方"等俗语。

中医是怎么认识睡眠的呢？

一说到睡觉，能够想到的首先是上床，闭上眼睛，然后进入睡眠状态。"睡"在《说文》中写作睡，是个典型的会意字，即"目睛垂"，就是说眼睛向下，眼皮耷拉下来，被解释为"坐寐也"，意思就是坐着打瞌睡。睡和觉经常并称，那觉和睡的意思一样吗？同样在《说文》中，"觉"写作觉，解释为"寤也"，本义有"醒悟，明白"的意思。大家都知道，它还有另一个读音，是"jué"，所以，"觉"强调的是睡醒，也就是说当"睡"这一生理过程结束，人变得清楚、明白，有感觉，方谓之"觉"。

清楚了睡和觉，我们再来对比几个字。中医学将失眠也称为"不寐"，故"寐"也有睡的意思。"寐"在《说文》中写作寐，看这个字的样子，给人的感觉就是在温暖的房子里，有张舒适的大床，这样我们就可以踏踏实实地睡上一觉，所以它的释义是"卧也"。《素问·五脏生成》篇有"人卧则血归于肝"之说，讲的是人在睡着以后，人体多余的暂时不需要的血归藏于肝脏。寤与寐字形相似，意思相对，被解释为"寐觉而有言曰寤"，也是睡醒的意思。怎么证明一个人睡醒了呢？就是这个人醒后开始张口说话了。

在《内经》中，也有"不得眠"之说，老百姓最常用的词就是"失眠"，那"眠"字何意？我们儿时就会背的一句古诗"春眠不觉晓，处处闻啼鸟"，其中"眠"指的就是睡。《说文》中并未收录该字，而在《玉篇》中将眠解释为"寐也"。之前提到"觉""寤"都有睡醒的意思，那"醒"具体指的又是什么呢？醒是个形声字。从酉，星声。酉是个象形字。金文的酉字就像个酒坛子。所以凡是"酉"字旁的字大多与酒或因发酵而制成的食物有关。醒从酉字旁，《说文》中将其解释为"醉解也"，本义就是"酒醒"，意思是喝醉的人神志恢复正常。

从上面这些字词的解释，可以看出：人们关注睡眠，实际上关注的点有两个：一个是能不能正常入睡，有的人脑袋一挨枕头就睡着了，而有的人躺在床上翻来覆去，如同烙饼，折腾半天还是睡不着。另一个关注点是什么时候醒来，醒后的精神状态如何？人们经常向往的生活是一觉睡到自然醒，醒来以后神清气爽，精神状态很好，能够快速投入第二天的工作、学习和生活中。但是有的人睡到半夜会醒来，稍好一点儿的，折腾一会儿还能继续睡，严重的呢，就只能眼睁睁地等天亮。也有人睡到日晒三竿才醒来，但起来以后觉得脑袋昏昏沉沉，第二天的精神状态非常差。

中医学认为，睡眠 – 觉醒是人体寐与寤之间阴阳对立统一的平衡，与人体阴阳的盛衰、营卫的循行、气血的盈亏及心神的功能密切相关。

（一）阴阳的消长

睡眠是人体适应自然界昼夜节律变化，维持机体阴阳平衡的重要生理活动，也是中医学"天人相应"整体观的最佳体现。众所周知，随着地球周期性的自转变化，产生了昼夜交替，这是自然界阴阳消长变化的结果。《素问·金匮真言论》曰："平旦至日中，天之阳，阳中之阳也；日中至黄昏，天之阳，阳中之阴也；合夜至鸡鸣，天之阴，阴中之阴也；鸡鸣至平旦，天之阴，阴中之阳也。故人亦应之。"自然界的生物体为了适应这种外界环境昼夜晨昏的变化，经过长期的进化，形成了自己固有的生物钟节律。人体的阴阳之气也随着昼夜而消长变化，阳主动，阴主静，"阳气尽，阴气盛，则目瞑；阴气尽，阳气盛，则寤矣"（《灵枢·口问》），于是就有了寐和寤的交替，形成了日出而作、日落而息的活动规律。

（二）营卫的循行

在这里"营卫"指的是营气和卫气。《灵枢·营卫生会》篇曰："人受气于谷，谷入于胃，以传于肺，五脏六腑皆以受气，其清者为营，浊者为卫。"营卫二气皆由水谷精微所化生，营在脉中，卫在脉外；营主内守而属于阴，卫主外卫而属于阳。营卫二气随着日月阴阳有规律地变化，是形成人体寤寐昼夜节律的基础，其中与卫气运行最为相关。同样在该篇中，还指出："卫气行于阴二十五度，行于阳二十五度，分为昼夜，故气至阳而起，至阴而止。"由此可见，卫气行于阴，则阳气尽而阴气盛，故形静而入寐；行于阳，则阴气尽而阳气盛，故形动而寤起。所以《灵枢·天年》说："营卫之行，不失其常，故昼精而夜瞑。"无论任何原因，只要影响卫气的运行，使其不能顺利地入于阴分，则会出现睡眠不安或失眠；若使其不能顺利地出于阳分，则会出现多寐或嗜睡。

（三）气血的盈亏

年龄是影响睡眠的重要因素之一，随着年龄的增长，睡眠时间反而缩短。同样在《灵枢·营卫生会》篇中，还提到青壮年与老年人的睡眠差异，原文记载："壮者之气血盛，其肌肉滑，气道通，营卫之行不失其常，故昼精而夜瞑。老者之气血衰，其肌肉枯，气道涩，五脏之气相搏，其营气衰少而卫气内伐，故昼不精，夜不瞑。"老年人因气血不足，且运行不畅，故白天精力不足，夜晚睡不安稳，可见气血与睡眠的关系也十分密切。气和血都是构成人体和维持人体生命活动的基本物质，如果把人体比作一株植物的话，那么气就好像是阳光，血就好比雨露，二者缺一不可，气血共同作用于人体，"血脉和利，精神乃居"（《灵枢·平人绝谷》），才能昼精而夜瞑；反之，"气血之乱皆令人寤寐之失度也"（《医方辨难大成》）。所以一个常年睡不好觉的人，往往从外表上就能看出来，尤其是女性，她们大多面色萎黄，肤色暗沉，皮肤粗糙，鱼尾纹、法令纹也很深，看起来比同龄人更显衰老。

（四）心神的功能

"心者，君主之官，神明出焉"（《素问·灵兰秘典论》）。神，有广义和狭义之分。广义之神，是整个人体生命活动的主宰和总体现；狭义之神，是指人的精神、意识、思维、情感活动等。心藏神，强调心有统帅全身脏腑、经络、形体、官窍的生理活动和主司精神、意识、思维、情志等心理活动的功能。心所藏之"神"在睡眠中起到主宰和调节作用，若心不藏神，心神不安，则使人体阴阳失调，难以相续，还会影响脾、肺、肝、肾等脏腑的功能协调，人体正常之寤寐也就无从谈起。如《景岳全书·不寐》中指出："寐本乎阴，神其主也。神安则寐，神不安则不寐。"你是否有过这样的经历，忙完了一天的工作，洗漱完毕，躺在温暖的被窝里，然后顺手摸出手机，用你灵活的手指划动着屏幕，浏览着与你相关或是不相关的信息，半个小时之后，当你放下手机，熄灯准备入睡的时候，发现翻来覆去却怎么也睡不着……当今社会，许多人常常因为熬夜加班、追剧、打游戏、刷手机等，使心神不安，故睡眠节律也随之发生改变。孙思邈在《千金要方·卷二十七·道林养性》中也提出睡眠养生的基本原则："凡眠，先卧心，后卧眼"，认为睡眠应先使心神宁静，摒除杂念，放松精神，方能闭目安睡。

《2017中国青年睡眠现状报告》显示："睡个好觉"已经成为青年人的奢望，越来越多的人睡眠出了问题。睡眠也越来越受到人们的关注，当临床医生询问患者时，重点要了解睡眠时间的长短、入睡的难易、是否易醒、有无多梦等情况，并结合其他兼症，综合考量患者睡眠的问题，并以此作为辨别全身脏腑功能的一个重要依据。

第一节　不寐

不寐，是以经常不能获得正常睡眠为特征的一类病证。"经常"，很显然不是偶尔的一次。生活中，人们或许会因为这样或者那样的原因，比如突然的情志刺激，或者紧张的工作，以及突发的应急性事件等，偶尔一两个晚上出现睡不好觉的情况，但当事情过去了，诱发因素去除后，睡眠往往也就恢复正常，这种情况不属于此处讨论的范畴。不寐，强调的是频繁而持续不正常的睡眠状态，临床上主要有哪些表现呢？

第一种为入睡困难，即不能快速进入睡眠状态，这是睡眠的起始出了问题。入睡时间的长短因人而异，有些人脑袋一挨着枕头就能快速进入睡眠状态，有些人可能会相对慢一些。但一般来说，从洗漱完毕、上床、关灯、准备睡觉开始，正常会在半个小时内真正进入睡眠状态。如果你躺在床上翻来覆去，思虑重重，脑子里像放电影一样，根本无法平静，甚至一两个小时都过去了，你还是没有入睡，这种就属于入睡困难。这种类型的患者，往往越想快速入睡，大脑就越难放松，反倒更加清醒。更为严重者，表现为彻夜不眠，一整晚都睡不着，眼睁睁地等到天亮。由于入睡困难，通常会导致睡眠时间不足，患者第二天大脑活动会受到明显影响，表现为精神状态差、记忆力减退、注意力难以集中等；体能也会因为没有休息好而显著下降，疲乏感比较明显。

第二种为睡而不酣，时易惊醒。人的睡眠是有节律的，深睡眠和浅睡眠交替反复进行，直到清醒。在深睡眠期，大脑皮层细胞处于充分休息状态，对消除疲劳、恢复精力极为重要。眠浅易醒的患者，睡得比较浅，有一点儿轻微的声音、动作、刺激，就可以被惊醒；或者明明已经睡着了，但还是可以听到周围的声音；或者表现为保持睡眠困难，睡着了又醒，一晚上反复醒好几次，呈现出片段化的睡眠。而且，在浅睡眠阶段，梦境很容易被记住，所以睡眠浅的人常常抱怨自己整晚梦绕纷纭，甚至有时候还容易被噩梦惊醒。人如果长期处于浅睡眠状态，未能进入深度睡眠，就达不到缓解疲劳的作用，因此第二天疲乏感往往也比较明显。

第三种为早醒，表现为较自身睡眠规律的苏醒时间提前醒来且不能再入睡，这是睡眠的终点出了问题。这里注意一点：早醒的患者强调醒后难以再次入睡，有很多人晚上有起夜的习惯，尤其是老年人，由于膀胱失约，起夜的次数会更频繁一些，如果是因尿急醒来，排尿后上床又能很快入睡，这种不属于早醒的范围。早醒的患者大多有这样的体验，每天到点就困了，上床睡觉也没有什么问题，能较快入睡，但睡着一段时间后就莫名其妙地突然醒来，醒来以后脑子很清醒，想再入睡却没有睡意。躺在床上浮想联翩，一通胡思乱想，越想越烦躁，然后苦苦等到天亮，有的人索性从床上起来去做别的事情，由于几乎天天如此，睡眠时间严重不足，第二天也是精疲力竭。

由于个体差异，每个人对睡眠时间长短的需求不尽相同。有的人每晚仅睡四五个小时，次日白天却精力充沛、情绪稳定、处理事务井井有条，这种情况并不诊断为失眠。因此，临床上对失眠的评估与诊断，不能仅仅根据睡眠时间的长短来评价，还需要关注对日间活动和功能的影响。如果患者在次日出现以下情况，则提示次日残余症状的存在，对失眠的诊断有重要意义：①疲劳或萎靡不振；②注意力、专注力或记忆力下降；③社交、家庭、职业或学业等功能损害；④情绪不稳或易激惹；⑤日间瞌睡；⑥行为问题（比如：活动过度、冲动或攻击性）；⑦动力、精力或工作主动性下降；⑧易犯错或易出事故；⑨对自己的睡眠质量非常关切或不满意等。

中医对不寐的认识历史悠久，早在《内经》中就有"目不瞑""不得眠""不得卧"的记载，并认为导致失眠的原因主要有两种：一种是因受咳嗽、呕吐、腹满等其他病证的影响，使人不得安卧，这种与其他躯体疾病、精神障碍或物质滥用共病的失眠，不属于这里讨论的范围。比如因剧烈疼痛而无法入睡的患者，其治疗的重点在缓解疼痛，主要针对原发病因进行治疗，往往只要其原发病得到有效控制，睡眠的问题也随之好转。另一种则因气血阴阳失和所致，失眠是独立存在的。后世医家对此记载亦颇多，如汉代张仲景针对"少阴病，得之二三日以上，心中烦，不得卧"（《伤寒论》），"虚劳虚烦不得眠"（《金匮要略》），分别创制了黄连阿胶汤和酸枣仁汤，至今仍在临床广泛使用。

失眠是阳不入阴，神不守舍的病理表现，其病机有虚实之分。明代《景岳全书·不寐》从虚实两端较全面地归纳和总结了不寐的病机，认为："不寐证虽病有不一，然惟知邪正二字，则尽之矣。"实者，为"邪气之扰"，"有邪者多实证……凡如伤寒、伤风、疟疾之不寐者，此皆外邪深入之扰也；如痰，如火，如寒气、水气，如饮食忿怒之不寐者，此皆内邪滞逆之扰也"。虚者，为"营气之不足"，"无邪者皆虚证……凡思虑劳倦，惊恐忧疑，及别无所累而常多不寐者，总属其阴精血之不足，阴阳不交，而神有不安其室耳"。虚实作为临证辨析失眠的纲领，临床辨析时应注意些什么？现暂录一案以供分析。

【医案1】

郑某，男，46岁。初诊日期：1964年4月27日。患者最近3个月来持续失眠，屡治不效，收入院。诊见其面色青，双目布满血丝，彻夜不卧，烦躁，在病房四周行走不休。白日喜独自蜷卧，少言、少食，舌淡苔少，脉弦细。所服西药甚多，中药如磁朱丸、柏子养心丸、安神丸也屡服少效。先生细询之，其于患病前，曾因着雨外感，自己大剂服葱姜红糖汤，得大汗，风寒得解，而不寐旋起。遂知其气血失和，心气馁虚，予桂枝甘草汤1剂试服：桂枝12g，炙甘草9g，睡前服一煎。

次日晨 8 时，先生查房，见患者正在酣睡，同室人谓其昨夜一夜安眠。9 时半，患者找先生问还可服药否，遂嘱其再进两剂，以后经调理病愈而出院。

本案选自《山西省著名中医临床经验选粹》一书中所收录的门纯德先生的医案。患者郑某因持续失眠 3 个月收住入院，失眠是其就诊的主要问题。从郑某的临床表现来看，其彻夜不卧持续 3 个月，伴见烦躁、少言、少食、舌淡苔少、脉弦细，辨虚实，属虚证无疑。虚证是人体正气不足所表现的一类证候，正气不足包括阴、阳、精、气、血、津液以及脏腑虚损等。因此，辨为虚证并没有辨完，还需进一步区分到底虚在哪里？失眠的虚证，大多从阴血不足、心失所养来论。询问其治疗经过，也可知患者所服中药如磁朱丸、柏子养心丸、安神丸等，功效大体相似，主要适用于阴血不足、心失所养的病证。但屡服少效，其原因何在？前医忽略了对病因的询问，经门老仔细询问，了解到患者在此之前，曾经因为淋雨外感，自己服用大剂量的葱姜红糖汤，大汗出后，风寒得解，但失眠随之而至。表证用汗法，以周身微微汗出为宜，不可过汗或久服。因汗为心液，本案郑某发汗太过，不仅耗伤津液，还内伤心阳。门老治学尊崇《黄帝内经》，尤对阴阳学说奉为圭臬，辨证论治极重阴阳，在阴阳之中尤重阳气。如《素问·生气通天论》中记载："阳气者，精则养神，柔则养筋"，心阳不足，不能温养心神，心神不敛，虚阳浮越于外，阳不入阴而失眠。先生推崇仲景之方，用桂枝、甘草甘温相得，兴心阳，使阳复而阴济，则心神得以安宁。故患者药前"彻夜不卧，烦躁，在病房四周行走不休"，药后"酣睡，一夜安眠"。当今，在失眠的人群中，不少人存在饮食及作息不规律，偏嗜寒凉、熬夜、运动少，经常处于情绪压抑等状态，这些因素可逐渐损伤阳气，从而诱发失眠。另外，在问诊环节还应详细询问导致或诱发疾病发生的原因，尤其像失眠这类病程较长、病情复杂的疾病，若病因不明，往往导致辨证不准，不仅治疗难以速效，还可能因治疗失当，导致病情变得更加复杂。因此，临证须根据引起失眠的病因、病症表现详辨虚实，根据补虚泻实的原则，调整人体阴阳回复平衡的状态。

失眠的辨证要点，除了区分病性的虚实外，还需要辨别病变的脏腑。

人体的睡眠，由心神所主。失眠以心神失养或心神被扰为主，故其病位首当责之于心，但与肝、胆、脾、胃、肾等脏腑功能失调也密切相关。由于受累的脏腑不同，失眠的特点以及兼见症状也存在一定差异，故临床必须紧紧抓住脏腑的病变特点进行辨证。

若患者不易入睡，甚至彻夜不眠，兼见心烦多梦、腰膝酸软、头晕耳鸣、五心烦热、潮热盗汗、咽干口燥、男子遗精、女子月经不调、舌红少津、脉细数者，属心肾不交证。心主火在上，肾主水在下，在正常情况下，心火下降，肾水上升，水火既济，得以维持人体水火、阴阳之间的平衡。若因素体禀赋不足，或久病体虚，或房事太过，使肾水亏于下，不能上济于心，心火独亢于上，心肾无以交通，则心烦不寐。如《古今医统》曰："有因肾水不足，真阴不升，而心火独亢，不得眠者。"治宜滋肾水，降心火，交通心肾，临床常选黄连阿胶汤合交泰丸化裁。黄连阿胶汤为仲景名方，主治"少阴病，得之二三日以上，心中烦，不得卧"，方中重用味苦之黄连、黄芩泻心火，使心火下交于肾，正所谓"阳有余，以苦除之"；配伍味甘之芍药、阿胶、鸡子黄滋肾阴，使肾水上济于心，正所谓"阴不足，以甘补之"。交泰丸仅由黄连、肉桂两味药组成，取黄连苦寒，入少阴心经，降心火，不使其炎上；取肉桂辛热，入少阴肾经，暖水脏，不使其润下，扶助肾阳以鼓舞肾水上承，黄连、肉桂寒热并用，如此可得水火既济。《本草新编》曰："黄连与肉桂同用，则心肾交于顷刻，又何梦之不安乎。"两方合用，共奏滋阴泻火、交通心肾之功，使心肾交合，水升火降，则心烦自除，夜寐自安。

【医案 2】

李某，男，49 岁。患失眠已 2 年，西医按神经衰弱治疗，曾服多种镇静安眠药物，收效不显。自诉：入夜则心烦神乱，辗转反侧，不能成寐。烦甚时必须立即跑到空旷无人之地大声喊叫，方觉舒畅。询问其病由，素喜深夜工作，疲劳至极时，为提神醒脑起见，常饮浓厚咖啡，习惯成自然，致入夜则精神兴奋不能成寐，昼则头目昏沉，萎靡不振。视其舌光红无苔，舌尖宛如草莓之状红艳，格外醒目，切其脉弦细而数。脉证合参，此乃火旺水亏，心肾不交所致。治法当以下滋肾水，上清心火，令其坎离交济，心肾交通。

处方：黄连12g，黄芩6g，阿胶（烊化）10g，白芍12g，鸡子黄2枚。

此方服至3剂，便能安然入睡，心神烦乱不发。续服3剂，不寐之疾从此而愈。

本案选自《刘渡舟验案精选》。纵览本案，患者李某就诊的主要原因是失眠2年，且以入睡困难为主要困扰，何以至此？

询问其病由，李某素喜深夜工作——"熬夜"，似乎是现代人的通病。白天的事情做不完，到晚上还得加班加点，直至深夜还忍困不睡；还有一些就像本案患者李某，因白天事物繁杂，总感觉难以静下心来，所以就等晚上大家都睡了，才集中精力去干活，有的甚至通宵达旦地工作。这样的不良习惯有什么危害呢？"日出而作，日落而息"，这是人类长期适应自然环境阴阳消长变化的结果。根据《内经》的睡眠理论，夜半子时为阴阳大会，水火交泰之际，《灵枢·营卫生会》曰："夜半而大会，万民皆卧，命曰合阴。""合阴"是一天中真阴隆盛之时，也是睡眠的最佳时期，这个时候休息，最能养阴。中医养生历来强调要睡"子午觉"，这与现代研究认为人体需要在23点之前进入深睡眠状态的理论不谋而合。若熬夜至此，则最易出现"阳不入阴"阴虚阳亢的失眠。

另外，因夜难成寐，昼则头目昏沉，疲劳至极，又要工作，为提神醒脑，李某就习惯性地经常饮用浓咖啡，这一举措又有什么危害呢？咖啡是世界三大饮料之一，对于饮用咖啡的利弊，说法不一。但是很多上班族却把咖啡当成水喝，这就有害无益了。咖啡中所含的咖啡因是一种中枢神经兴奋剂，虽能够暂时驱走睡意，但此时不困并不等同于睡眠后人体在精神、体力方面的恢复。如此往复，恶性循环，阴愈伤，而火愈旺。结合其舌脉，舌光红无苔，舌尖红刺，脉弦细而数，刘老辨为火旺水亏、心肾不交之证，选用仲景黄连阿胶汤，药到病除，顽疾告愈。

若患者睡后易醒，醒后再难入睡，且睡中多梦，兼见心悸健忘、头晕目眩、不思饮食、口淡无味或食后腹胀、大便溏泄、神疲乏力、面色少华、舌淡苔薄、脉细无力者，属心脾两虚证。多由思虑太过，耗伤心脾，心伤则血液暗耗，脾伤则气血生化乏源，神失所养，故成不寐。《类证治裁》

曰："思虑伤脾，脾血亏损，经年不寐。"临床上早醒的患者也较为常见，比如许多参加高考、考研的学生，学习负担重，心理压力大，整天忧心忡忡，思虑万分，不少人就出现了失眠的情况。询问其症状，典型的表现就是睡不着，吃不香，明明背了很多遍的东西却还是记不住，学习效率低下，成绩明显下滑，时间久了，还会出现体重下降，面色发黄，女孩子还会出现月经不来或者来了不走的情况……临床上，也有不少患者是因为饮食劳倦，损伤脾胃，导致气血不足；或因各种慢性失血，气血亏耗，引起心血不足、脾气虚弱所致。治疗的基本原则是健脾益气、养血安神，代表方剂首选归脾汤。全方心脾同治，但重在脾；气血并补，但重在气。《绛雪园古方选注》曰："归脾者，调四脏之神志魂魄，皆归向于脾也。参、术、神、草四君子汤以健脾，佐以木香醒脾气，桂圆和脾血，先为调剂中州；复以黄芪走肺固魄，枣仁走心敛神，安固膈上二脏；当归入肝，芳以悦其魂；远志入肾，辛以通其志，通调膈下二脏，四脏安和，其神志魂魄自然归向于脾，而脾亦能受水谷之气，灌溉四旁，荣养气血矣。"全方共奏益气补血、健脾养心之功，为治疗思虑过度，劳伤心脾，气血两虚之良方。若失眠较重，还可加五味子、柏子仁有助于养心宁神，或加夜交藤、合欢皮、龙骨、牡蛎以镇静安神。

若睡后时时惊醒，噩梦纷纭，不易安卧，兼见眩晕胸闷、胆怯心烦、口苦泛恶、舌红苔黄腻、脉弦数或滑数者，属胆郁痰扰证。胆为清静之腑，主决断，若情志不遂，导致疏泄失职，肝胆气郁，气滞化火，灼津为痰，或气郁生痰，痰郁化热，痰热内扰，胆气不宁，则病发胆怯易惊，惊悸不宁；痰热内扰心神，神不守舍，故失眠心烦。治以清化痰热，和中安神，选方以黄连温胆汤为基础。若实热顽痰内扰，经久不寐，或彻夜不寐，大便秘结者，可用礞石滚痰丸降火泻热，逐痰安神。

若夜卧不安，伴见腹胀嗳气、吞酸呕恶、矢气恶臭、大便不爽、舌苔厚腻、脉滑者，属食滞内停之证，即《内经》所谓"胃不和则卧不安"。朱丹溪曰："胃强多食，脾弱不能运化，停滞胃家，成饮成痰，中脘之气，窒塞不舒，阳明之脉，逆而不下，而不得卧之症作矣。"治以和胃化滞，宁心安神。轻症可用保和丸，方中重用山楂，能消一切饮食积滞，尤善消肉食油腻之积，为君药。神曲消食健脾，善化酒食陈腐之积；莱菔子下气消食，长于消谷面之积，并为臣药。君臣相配，可消一切饮食积滞。重证者，尤其是腑气不通者，可用调味承气汤，大便通则止，切记不可久服，长期服用容易耗伤脾胃之气。若积滞已消，胃气未和，仍不能入睡者，可用半夏秫米汤。该方被誉为"失眠第一方"，《灵枢·邪客》曰："补其不足，泻其有余，调其虚实，以通其道而去其邪……饮以半夏汤一剂，阴阳已通，其卧立至。"全方仅由半夏与秫米二味组成，清代邹澍《本经疏证》云："半夏味辛气平，体滑性燥，故其为用，辛取其开结，平取其止逆，滑取其入阴，燥取其助阳。而生于阳长之会，成于阴生之交，故其为功，能使人身正气自阳入阴。"对秫米的认识，南北方存在一定的差异，那秫米到底是什么呢？依据张介宾、李时珍及丹波元简的说法，秫米就是黄黏米。如《本草纲目》记载："秫字篆文，象其禾体柔弱之形，俗呼糯粟是矣。北人呼为黄糯，亦曰黄米。"也有医家认为秫米是我国北方俗称的高粱米，如清代的吴鞠通以及近代的张锡纯都认为秫米当为黏高粱。另外，吴鞠通在《温病条辨》中曾提出，方中秫米可用薏苡仁代替。

现代人生活、工作压力越来越大，睡不好觉的人也越来越多。失眠患者不能获得充足的睡眠，表现在睡眠时间、深度及消除疲劳作用等方面不足，故临床问诊时应注意详细询问患者睡眠时间长短、入睡难易、是否易醒、做梦多少等情况及其他兼症，除此以外，还应结合病情轻重、病程长短，以此作为辨证的依据。

第二节　多梦

梦，是什么？说起来好像稀松平常，因为我们每个人都亲身经历过，它是那么真实，可以说涵盖了人的视觉、听觉、嗅觉、味觉、触觉、感觉等所有感觉，那个场景，那种情境，那种感觉……似乎都与现实无异，所以苏轼在《江城子·乙卯正月二十日夜记梦》中才有"夜来幽梦忽还乡，小轩窗，正梳妆。相顾无言，惟有泪千行。"今日读来，依旧能让人真切地体会到苏轼那种对妻子痛彻心扉的思念。但似乎又说不清楚，神秘莫测，人们对梦产生了好奇、虔敬，也产生了许多遐想，力求揭开他那神秘的面纱。数千年来许多科学家、哲学家、医学家、心理学家从不同领域对梦境坚持不懈地进行研究，虽然有所发现，但至今仍未能完全揭开"梦"的本质，人为什么会做梦，做梦的目的是什么，这些问题仍然没有定论。在我国，对梦的认识源于古人早期的占卜活动，古代帝王依靠它，预卜国家的兴衰、国事的吉凶和自己的命运；黎民百姓也把人间的幸福和灾祸与它联系在一起。如《周礼》中记载："以日月星辰占六寢之吉凶：一曰正寢，二曰噩寢，三曰思寢，四曰悟寢，五曰喜寢，六曰懼（读作 jù，恐惧、害怕）寢。"

究竟什么是梦，应该怎么给梦下个定义呢？

大家先看"寢"这个字，它是一个典型的会意字，由"宀""爿"和"夢"三字合成。"宀"代表的是房子，"爿"代表的是床，这些大家都好理解，但"夢"指的是什么呢？"夢"被收录在《说文》的"夕"字部中，夕的含义是"莫也，从月半见"，说得直白一点儿，就是太阳落下去了，这个时候光线明显暗了很多，看东西就不那么清楚了，"夢"的上半部分"苜（mò）"就有"眼看不清"的意思。因此"夢"在《说文》中被解释为"不明也"。"寢"的意思已经很清楚了，太阳下山了，夜晚人待在屋子里，躺在床上睡觉，迷迷瞪瞪，眼前模模糊糊看不清，即做梦。

所以梦的发生首先是以睡眠为前提条件的，在《说文》中将"寢"解释为"寐而有觉也"。《墨子·经上》说："梦，卧而以为然也。"弗洛伊德也曾指出："一切梦的共同特性，第一就是睡眠"，认为梦必须是在睡眠中才能发生的。人的睡眠是呈周期性的，根据人睡眠过程中脑电波的类型不同，医学上将睡眠分为非快速眼动期（non rapid eye movement，NREM）和快速眼动期（rapid eye movement，REM）。睡眠先从非快速眼动期开始，然后进入快速眼动期，如此交替出现。非快速眼动期，即没有眼球的快速运动，在这一阶段人的呼吸变深、变慢而均匀，心率变慢，血压下降，全身肌肉松弛但肌肉仍保持一定的紧张度。根据睡眠深度的不同，生理学上又细分为四个时期，分别是入睡期、浅睡期、熟睡期、深睡期。前两个时期一般是浅睡眠，后两个时期一般是质量较高的深度睡眠，而睡眠质量的好坏主要取决于深度睡眠时间的长短。快速眼动期，眼球会发生运动，人体的肌肉处于麻痹状态，身体暂停了内稳态，心率、血压和呼吸都会变得不规律，脑电波与清醒时很相似，也称为"做梦期"，如果在这个阶段被唤醒，70%~80% 的人都报告有做梦。因此，梦有赖于快速眼动睡眠过程，是发生在睡眠过程中的一种特殊现象。

中医有关梦的记载最早见于《黄帝内经》，将梦与人体的阴阳、气血、虚实、脏腑功能相联系，初步奠定了中医学对梦认识的理论基础。其中以《灵枢·淫邪发梦》最具代表性，曰："正邪从外袭内，而未有定舍，反淫于脏，不得定处，与营卫俱行，而与魂魄飞扬，使人卧不得安而喜梦。"该篇认为"魂魄飞扬"是梦产生的机理之一，其至还将梦到的颜色、情志变化、自然景物等与脏腑病位相联系，如"肺气虚，则使人梦见白物"，"肝气盛则梦怒"，"客于肾，则梦临渊，没居水中"等。上述内容虽然有理论推演的成分在内，但可以肯定的是，古人早已认识到梦与人的身体状况、心理状态之间是紧密联系的。

研究发现，人人都在做梦，只是当一个人自然缓和地从快速眼动睡眠阶段经过慢波睡眠期而进入清醒状态时，有关梦的记忆就已经消失了。如果因为这样或者那样的原因，比如被闹铃叫醒，梦因此被你记住，但只要不影响日常的工作生活，这都属于正常的生理现象，不属于这里讨论的"多梦"范畴。

多梦，是指睡眠不实，睡眠中梦绕纷纭，次日头昏神疲的症状。又称"妄梦""喜梦"，常与"失眠"伴随出现。在临床上，单纯因为"多梦"而就诊求医的患者相对较少。常见于心脾两虚证、心肾不交证、心胆气虚证、痰火内扰证等证候，这些证候的临床表现特点和常用的治疗方剂，在"不寐"的讲解中已经进行了说明，在此不再赘述。

第三节　嗜睡

睡不着觉，固然是很痛苦的，但整天睡不醒也是问题，必须引起足够的重视。这类患者以不论昼夜，神疲困倦，睡意很浓，经常不自主地入睡为特点，临床称之为"嗜睡"，也称为"多寐"或者"多睡眠"。

中医学认为正常的寐与寤取决于阴阳二气的升降出入，阳入于阴则寐，阳出于阴则寤。在疾病状态下，失眠是阳多阴少，阳盛阴衰，阳不能入于阴的表现；与之相反，嗜睡则是阴多阳少，阴盛阳衰，阳不能出于阴的表现。《灵枢·寒热病》篇曰："阳气虚则瞑目，阴气盛则瞑目。"仲景在《伤寒论·辨少阴病脉证并治》篇中也指出阳虚或阴盛是多寐的主要病机。

就病变脏腑而言，嗜睡的病位可在心、在脾，与肾的关系也非常密切。"心者，君主之官也，神明出焉"（《素问·灵兰秘典论》），若湿、浊、痰、瘀困滞阳气，心阳不振，或阳虚气弱，心神失荣，藏神功能异常则神疲多寐。如《中藏经·论心脏虚实寒热生死逆顺脉证之法》曰："心虚则畏人，瞑目欲眠，精神不倚，魂魄妄乱。"

"脾胃受湿，沉困无力，怠惰好卧"（《丹溪心法·中湿》）。湿邪为患，一方面多因久居阴冷潮湿之地，或长时间冒雨涉水，感受外湿所致。另一方面内湿也是重要的致病原因。随着人们生活方式的改变，越来越多的人以从事脑力劳动为主，因脾在志为思，若忧思过度则易伤脾；又因脾主肌肉四肢，从事脑力劳动者多以室内工作为主，经常是电脑前坐上一整天，"久坐伤肉"，长期失于运动，亦可导致脾胃运化失职；另外，过食生冷、肥甘厚味之品，亦可致脾胃受损，湿从中生。湿为阴邪，其性重浊黏滞，最易困阻脾阳，脾为湿困，气机受阻，清阳不升，清窍失养则成嗜睡。临床主要表现为：困倦嗜睡，伴有头目昏沉，肢体困重，脘腹痞闷，口黏口甜，口不渴或口干而喜热饮，大便溏泄不成形，舌苔白厚腻，脉濡缓等。这类患者一般体型偏胖，中医讲"肥人多痰湿"，治以健脾燥湿化痰之法，常用的方剂如二陈汤、平胃散、温胆汤等，临证可加减化裁，并可酌加石菖蒲等具有化湿开胃、开窍豁痰、醒神益智之功的药物。若素体虚弱，或劳逸失调，或久病耗伤，以致中气不足，脾失健运，清阳不升亦可致嗜睡。患者常表现为时时欲睡，饭后尤甚，兼有神疲倦怠、食少纳呆、脘腹痞胀、大便溏薄、舌淡、脉细弱等症。《类证治裁》指出："脾气困顿，食已即倦"，即脾气虚的多寐主要表现为食后即困。因胃主受纳，脾主运化，食后脾胃负担加重，疲于消化、吸收及输布，则不能升清散精，清气不能上荣于脑，清窍失养，则见饭后困倦嗜睡尤甚。临床以益气健脾为主，李东垣所创升阳益胃汤，补脾胃之气以升清气，脾胃之气得以充足，清气得升，脑窍得养，则怠惰嗜卧之症可除。若因脾气虚弱，生血不足，或统摄无权，血溢脉外，则可致心血亏虚，心神失养，亦可见神志恍惚，心怯喜眠。如《杂病源流犀烛·不寐多寐源流》曰："多寐，心脾病也，一由心神昏浊，不能自主，一由心火虚衰，不能生土而健运。"有些女性，会在经期前两三天，明明晚上睡眠并不少，但总会感到非常疲倦，甚至在大白天也无法控制，昏昏欲睡，等到月经后期或结束，嗜睡就消失了。这种嗜睡的发作与月经周期密切相关，甚至成为女性月经来潮的"报警器"，多与气血不足有关。经期因经血下注，气血处于一种相对不足的状态，若患者素体禀赋较弱，就更容易因气血不足，不能上荣头目，荣养心神，而出现经期昏昏欲睡的情况，常伴有少气懒言、倦怠乏力、头晕目眩、心悸不安等症，在临床治疗时可选用补益心脾、气血双补的归脾汤。

嗜睡，还与肾的关系密切。如《灵枢·海论》说："髓海不足，则脑转耳鸣，胫酸眩冒，目无所见，懈怠安卧"，强调的是肾精不足所致的嗜睡。肾藏精，主骨生髓，上充于脑，脑为髓海，若因劳伤过度、久病及肾或年高体衰，致使肾精不足，髓海空虚，则可见头昏欲睡，伴有耳鸣耳聋、健忘、思维迟钝、精力不济等症，治疗以补肾填精为主。若患者不仅精神倦怠，嗜睡蜷卧，还伴有典型的寒象特征，如畏寒肢冷、腰膝酸冷、身重浮肿等，则属于肾阳虚证，治疗重在温补元阳。嗜睡在老年人中较为常见，经常看到一些上了年纪的人，白天不自主地就睡着了，呼之即醒，醒后又睡，常兼有精神疲倦、食欲减退、少气懒言、自汗，或畏寒肢冷、舌淡苔白、脉细弱等。老年人这种觉多不能用睡眠时间不足来加以解释，主要是因为肾中阳气不足，火不暖土，则脾阳亦亏，脾肾阳气俱虚，阴寒偏胜，累及心阳，从而造成嗜睡。

临床上，嗜睡与昏睡不同，还需将两者加以鉴别。嗜睡者，神疲困倦，时时欲睡，但呼之即醒，神志清楚，醒后无特殊不适，醒后复睡；而昏睡者，日夜沉睡，神志模糊不清，不能正确应答，甚则对外界刺激无任何反应。如温热病人出现高热神昏，昏睡不醒，是热入心包之象；中风病人见昏睡而有鼾声、痰鸣者，为痰瘀蒙蔽心神，均属昏迷。两者应予以区别，不能混杂。

【医案3】

吕某，男，45岁，1992年7月13日初诊。自述春节期间酗酒后嗜睡，现每日昏昏欲睡，时有低热，反应迟钝，面色暗浊，大便不畅，舌红苔白而腻，脉濡数。证属湿阻热郁，气机不畅。治以芳香宣化，宣展气机。方药：蝉衣、片姜黄、炒山栀、前胡、苏叶各6g，僵蚕、淡豆豉、藿香、佩兰、大腹皮、槟榔各10g，大黄1g。

服药7剂后，嗜睡减轻，发热未作，再以上方去藿香、前胡，加防风6g，白蔻仁4g，服药20余剂，嗜睡愈，精神爽，饮食二便如常。

本案选自《赵绍琴临证验案精选》。患者吕某春节期间酗酒后出现嗜睡，可见此症与嗜酒关系密切。中国可以说是酒的故乡，中华文明上下五千年，酒与酒文化一直都有着重要的地位，逢年过节，亲朋相聚，更是少不了喝上几杯。但酒乃谷物酿造而成，其性湿热。老百姓常言"酒是粮食精"，大多由米、麦、玉米、高粱等发酵而产生，这些东西本身就偏湿，谷物在发酵的过程中会产生大量的热量，在《本草衍义补遗》中说酒"湿中发热近于相火"，堪称湿热之最。若饮酒无度，必助阳热，生痰湿，酿生湿热。故凡嗜酒之人多湿热壅盛，湿热蒙闭，气机不畅，神明失聪，故昏昏欲睡，反应迟钝。面色晦浊，大便不畅，舌红苔白腻，脉濡数，皆为湿热之征。故用透达郁热、升清降浊之功的升降散。杨栗山云："僵蚕以清化而升阳；蝉衣以清虚而散火，君明臣良，治化出焉。姜黄辟邪而清疫；大黄定乱以致治，佐使同心，功绩建焉……僵蚕、蝉蜕升阳中之清阳，姜黄、大黄降阴中之浊阴，一升一降，内外通和，而杂气之流毒顿消矣。"全方有升有降，可使阳升阴降，内外通和，而温病表里三焦之热全清，故命名为"升降散"。本方临床应用广泛，尤为近代名医蒲辅周、赵绍琴所推崇。赵老以升降散为底方疏调气机，加前胡、苏叶宣展肺气，气化则湿邪亦化；藿香、佩兰芳香化湿，大腹皮、槟榔、淡豆豉发越陈腐，疏利三焦。服之气机展，三焦畅，湿热去，则热退神清矣。

饮食，最直接的诠释就是"吃喝"二字。民以食为天，吃喝是人与生俱来的本能。开门七件事，柴米油盐酱醋茶，无一例外，都和吃喝二字相关。在普通老百姓的眼中，这就是日常平淡的生活，是每天一睁眼就需要解决的问题。"吃了吗？"曾经是老一辈见面打招呼最常说的。看一些描述老北京胡同家长里短的电视剧，街里街坊住着，见面第一句话就是："您吃了吗？"浓浓的京腔，充满了生活的气息。当然，吃喝还是身体传达给我们的信号。身体健康，没有毛病的时候，这些都相对较为规律，很容易被人们所忽视；但如果身体出了问题，就会表现出异常，比如糖尿病患者，吃得多，喝得多，但身体却日渐消瘦……这一章就重点讨论"吃""喝"的问题。

第一节　食欲与食量

《说文·食部》曰："食，一米也。从皀（jí），亼（jí）声。或说亼皀也。凡食之属皆从食。"段玉裁在《说文解字注》中认为"一米"应作"亼米"。"亼，集也，集众米而成食也"。皀，指的是稻谷的香气。可见不论"一"还是"亼"，"食"都与米有关，我国自古就有很多关于米的俗语，比如"巧妇难为无米之炊""偷鸡不着蚀把米""大丈夫不为五斗米折腰"等。食的本义指一切可以吃的食物，司马迁在《史记·郦生陆贾列传》中写道：

"王者以民人为天，而民人以食为天。"可见，吃饭对于百姓而言就是天大的事情。我国"杂交水稻之父"袁隆平一生致力于杂交水稻技术的研究、应用与推广，半个世纪以来，他始终在农业科研第一线辛勤耕耘、不懈探索，为人类运用科技手段战胜饥饿带来绿色的希望和金色的收获。他的卓越成就，不仅为解决中国人民的温饱和保障国家粮食安全做出了贡献，更为世界和平和社会进步树立了丰碑，成为"共和国勋章"的获得者。

食，有动、名两用。《诗经》中耳熟能详的"硕鼠硕鼠，无食我黍"，或者《三字经》中"稻粱菽，麦黍稷，此六谷，人所食"，这里的"食"都用作动词，有吃的意思。

欲，是一个典型的形声字，表意的是"欠"字，因为有所欠缺、得不到满足，故产生贪欲。近年来，网络上开始出现各种各样有关吃播的短视频，从事吃播的网红也成为人们关注的焦点。镜头那边，主播们挑选好食物，找好拍摄角度，对着镜头大快朵颐，一个简单的吞咽动作就能直接刺激观众的感官视听。为什么吃饭这么稀松平常的事情，能够在网络上快速兴起，广受欢迎呢？有研究显示：吃播的主力受众人群是20~40岁的女性，她们有着对美食的渴望，却也希望能够保持苗条的身材，吃播节目恰好可以满足她们通过视频的观看，获得对美食的虚拟享用，填补了她们对食欲的渴望。因此，食欲就是指进食的要求和对进食表现出的欣快感。

很多原因可以引起食欲的改变，比如，偶尔一次的暴饮暴食，接下来的一顿饭食欲会比较差，吃得会比较少，因为不规律的饮食会加重胃肠的负担。情绪的波动也会对食欲产生很大的影响，比如正准备呼朋引伴去吃心心念念惦记了很久的美食，突然电话铃声响起，你被告知一个坏消息，结果食欲瞬间就没有了。当然，胃肠消化系统疾病以及其他疾病都可引起患者食欲的变化，这些内容在后面逐一进行讨论。

量，强调数的多少。食量，是指实际进食量的多少，说的是一顿饭吃一两米饭还是二两米饭，吃一个馒头还是两个馒头的问题。当然，就正常人而言，人与人之间食量是有很大差异的，大胃王之所以吸引许多人的眼球，正是因为他们的食量惊人。一般来说，食欲和食量是密切相关的，食欲好的人，吃得相对就多一些，而食欲差一些的人，吃得就相对要少一些，但也不尽然。

为什么生活中亲戚朋友生病了，探病时我们总会关切地问一句：吃得好吗？临床上，医生几乎会询问所有患者有关食欲和食量的问题，问食欲和食量能够反映机体哪些方面的问题呢？

中医学认为食欲的好坏、食量的多少，与脾胃的关系最为直接。脾主运化，胃主受纳，同时，脾胃又是人体气机升降的枢纽，脾升胃降，共同完成食物的消化、吸收以及精微输布，生气血，濡养全身，故有脾胃为"后天之本""气血生化之源"之说。如果脾胃纳运失常，升降无序，则可引起食欲与食量的异常。另外，中医整体观念强调：人体是以五脏为中心的一个密不可分的整体，若五脏生克有度，则脾胃健运而气机升降有序；反之，若脾胃气机正常，则可使其余四脏营润，五脏皆安。在疾病情况下，若肝失疏泄，气机郁滞，一方面会出现情绪抑郁、易怒，胸胁胀闷不舒的表现；另一方面还会因木不疏土，出现不想吃饭，吃东西不香的表现。早在《金匮要略》中就有"见肝之病，知肝传脾，当先实脾"的说法。因此，询问患者的食欲与食量，对于判断患者脾胃及其相关脏腑功能的强弱，推断疾病的预后转归，都具有重要的意义。

一、食欲减退

食欲减退，是指食欲不振，不思饮食，或食之无味，食量减少，甚至无饥饿感和进食要求。在《内经》中被称为"不欲食"，另有"纳少""纳呆"等不同称谓。这几个词之间有些细微的差别，"不欲食"强调的是不想进食，没有进食的欲望；"纳少"是指实际进食量减少，常常由不欲食引起；"纳呆"，即纳食呆滞，没有饥饿感或者进食的要求，因消化不良，常伴有饱腹感，脘腹部胀满难受。

食欲减退是疾病过程中常见的病理现象，与脾胃的关系尤为密切。若新病食欲减退，一般是正气抗邪的保护性反应，故病情较轻，预后良好；久病食欲逐渐减退，食量渐减，则是脾胃功能衰弱的表现。若食欲逐渐减退，甚则毫无饥饿感，兼有脘腹胀满、食后尤甚，多食则上泛欲吐，大便溏泄，神疲倦怠，面色萎黄，舌淡，脉虚者，多属脾胃气虚。多由饮食、劳倦耗伤脾气所致，临床治疗以健脾益气为主，可选异功散等方进行加减。异功散出自钱乙的《小儿药证直决》，该方在四君子汤的基础上加陈皮而成，重在温中和气，方中陈皮行气化滞，醒脾助运，有补而不滞的优点。异功散主治吐泻，不思乳食者，现在临床上也常用于小儿消化不良辨证属脾胃气虚者。《医略六书》剖析本方，说："人参扶元气以补肺，白术燥湿气以健脾，茯苓渗湿清治节，橘红利气化痰涎，炙甘草以益胃气，姜汤煎服，使脾气鼓运，则痰涎自化而肺络清和。"

若食少纳呆，伴头身困重、脘闷腹胀、舌苔厚腻者，多由湿盛困脾所致。可因饮食不节，过食肥甘厚味损伤脾胃，而致脾胃升降失司，纳化失职，湿从中生；亦可因外感湿邪，蕴结中焦脾胃所致。不管是内湿还是外湿，均能困阻脾气，使脾失健运，临床也可见食欲不振的表现。但与脾气虚证不同，湿邪为患者，如舌苔厚腻、大便黏滞不爽等湿性重浊、黏滞的特征性表现更为突出，治疗时应以燥湿为主，辅以健固脾气。

【医案 1】

吕某，男，32 岁。因空腹作劳，饥饱不时，日久精神疲惫，唇白面黄，食少运迟，气短嗜睡。用补中益气汤加减：人参 15g，黄芪 30g，白术 15g，柴胡 4.5g，白芍 15g，熟地黄 24g，炙甘草 12g，肉桂 3g，当归 24g，水煎服。共进 10 剂而愈，嘱其服补中益气丸，以资巩固。

本案选自《山西省著名中医临床经验选粹》中白清佐老先生的一则医案。白清佐先生（1888—1967），山西省太原市阳曲县人。白家五世以中医为业，白老 15 岁秉承家学，又私淑黄元御、傅青主之学，18 岁即在太原市坐堂行医。新中国成立后，1953 年加入太原市第十四联合诊所。1957 年，山西省中医研究所成立，时年白老年过花甲，却欣然应召调入，在临床研究室工作。白老推崇东垣之学，善用补中益气汤。

本案患者吕某因空腹作劳、饥饱不时而致病。自古有"早饭宜好，午饭宜饱，晚饭宜少"之说，健康的饮食习惯应该是按固定的时间，有规律地进食，这样脾胃协调配合，才能保证食物的消化、吸收有节奏地进行，水谷精微化生有序，供给全身。若饥饱不时，则可损伤脾胃，而变生他疾。再加上空腹作劳，"劳则气耗"，长时间劳累过度，超过了人体所能承受的负担，也可进一步耗伤脾气。脾气虚少，纳运失调，则表现为纳食减少，进食后食物停滞撑胀；脾胃一伤，气血生化无源，日久则见精神疲惫，唇白面黄，气短嗜睡等症。白老方选补中益气汤，方中人参、黄芪、白术、甘草补气健脾，生发水谷之气；熟地黄、白芍、当归和血补血；用升麻、柴胡取其升提之力，引清阳上行；用肉桂3g，旨在取其温通之性，鼓舞气血。气血充盈，周身畅达，则诸症自除。

生活中，导致食欲减退的原因还有很多，比如一些上班族、复习备考的学生等，由于精神过度紧张，压力太大，可导致暂时性的食欲不振，但如果长期得不到纠正，日久则可耗伤脾气。还有一些人，尤其是年轻女性，想要保持苗条的身材，靠节食来减肥，故意不吃东西，虽然体重可能因此而有所减轻，但这种拒绝进食的不健康的减肥方式，往往更容易使人罹患脾胃病，后期还会出现一系列的问题，比如体质下降，免疫力低下等；有些女性还会因此出现贫血、面色萎黄、月经延后甚则闭经的情况。

在疾病过程中，通过询问食欲和食量的变化，还能测知病情的进退。若患者食欲恢复，食量渐增，是胃气渐复，疾病向愈之兆；若食欲逐渐下降，食量逐渐减少，则是脾胃功能逐渐衰退的表现，提示病情加重。若久病或重病患者，本不欲食，甚至不能食，如突然欲食或暴食，称为"除中"，是中气衰败，脾胃之气将绝的危象，属"回光返照"的表现之一。

二、厌食

厌食，又称恶食，是指厌恶食物，或恶闻食味，甚则呕恶欲吐。

《素问·痹论》曰："饮食自倍，肠胃乃伤"；《丹溪心法》亦曰："伤食必恶食"。若厌食，兼有嗳气酸腐、脘腹胀、舌苔厚腻者，属食积胃脘证。胃主受纳腐熟，以降为和，因暴饮暴食，或过食肥甘厚味，或进食一些难以消化的食物，导致食积中阻，妨碍胃肠通降，胃腑腐熟功能失常，临证除见厌食外，还常伴见脘腹胀满、疼痛，胃气不降反升，则见嗳气、反酸、口气酸臭，甚则呕吐不消化的食物等，常常呕吐之后脘腹胀满、疼痛的症状反倒能够明显减轻；腑气不通，故大便酸秽，或秘结不通，或泄下稀溏，舌苔多厚腻，脉滑。治以消食化滞为主，代表方剂如保和丸。厌食，在儿童尤为常见，如果厌食情况长期得不到改善，往往可导致儿童营养不良、体重减轻、生长发育迟缓、免疫力下降等，是目前常见的影响儿童生长发育的重要原因。临床上，引起小儿厌食的一个重要原因就是在小儿时期不恰当的喂养方式。中医历来就有"若要小儿安，常受三分饥与寒"（明代万密斋的《育婴家秘》）之说。因小儿发育迅速，生长旺盛，对营养精微的需求较成人相对较多，但小儿脾胃薄弱，且不知饮食自节，若吃饭不定时，生活不规律，零食吃得过多，过食肥甘厚味，摄入的食物中营养搭配不合理等，均可加重脾胃的负担，日久则可引起厌食。生活中也经常能看到，有些孩子脾胃受损，食欲下降，这本来是一种保护性的表现，无奈家长们紧张焦虑，看到自家孩子吃得太少，就想着法子、变着花样给弄着吃，结果吃进去的食物反倒成了致病的因素，使孩子厌食，还容易患各种呼吸系统、消化系统疾病，高热、咳嗽等也紧跟着就来了。

若厌食油腻之物，兼脘腹痞闷、呕恶便溏、肢体困重者，多属脾胃湿热；若厌食油腻厚味，伴胁肋胀痛灼热、口苦泛呕、身目发黄者，则多属肝胆湿热。脾胃湿热证和肝胆湿热证，这两个证候在临床上都可以见到厌食油腻的症状，也存在较多相似之处，在这里做一比较。两者病因相同，或为外感，或因内生，同为湿热之邪所困；两者症状也颇相似，均可见纳呆、呕恶、腹胀等脾胃症状，以及湿热熏蒸，胆汁不循常道而外溢肌肤所致的黄疸；察其舌，则多为红舌黄腻苔。但两者也有明显的不同之处，虽同是湿热为患，但从病变部位而言，脾胃湿热证的病变在脾胃，而肝胆湿热证的病变在肝胆。病在脾胃者，因脾喜燥恶湿，故湿的表现更为明显，如肢体困重、纳呆、腹胀、大便溏泄等；而病在肝胆者，因肝为刚脏，体阴而用阳，故热的表现则相对较为突出，如身热、口干、口苦、大便干结、小便短赤等。从症状表现上来看，脾胃湿热证则因湿热之邪蕴结脾胃，脾胃纳运失职，升降失常，故以脘腹痞闷、呕恶厌食等脾胃症状为主，且兼有肢体困重、大便溏泄、泄而不爽、小便短赤不利等症。因肝主疏泄，有助于脾胃运化之功，故肝胆湿热证也可出现腹胀、呕恶、纳呆等症，但仍以肝失疏泄、胆气上逆的症状表现为主，如胁肋胀痛、口苦、身目发黄，男子阴囊湿疹或睾丸肿胀热痛，妇女外阴瘙痒、带下黄臭等。故肝胆湿热证多兼有脾胃症状，而脾胃湿热证则较少见胁痛、口苦等肝胆症状。

　　另外，妇女在妊娠早期，若有择食或厌食反应，多为妊娠后冲脉之气上逆，影响胃之和降所致，属生理现象。但严重者，反复出现恶心呕吐，厌食，甚至食入即吐，则属病态，中医称为妊娠恶阻，是孕早期较为常见的疾病，应嘱其及时就医。

　　临床上，许多厌食的行为还与精神因素密切相关，常常体现在患者对食物、进食过程和环境以及进食后果的不正常的恐惧，由于恐惧进而导致对食物和进食过程的厌恶。我读研究生时，曾在导师的门诊遇到过这样一位患者。患者是一个刚读初中的小姑娘，因为原来体型偏胖，所以她就利用六年级升初中的暑假时间进行减肥，主要采用的方式就是节食，经过一个假期的努力，体重已经基本降到了一个正常的范围内。家人都觉得挺好的，可她自己还是觉得胖，唯恐多吃一口就会变胖，但是一个青春期的孩子，本身就处在身体快速生长发育的阶段，节食所导致的饥饿感又非常明显，她常常抵制不住食物的诱惑，就会忍不住吃，有时候甚至是暴饮暴食，但吃完以后就会莫名的恐慌，主要是担心因进食而导致体重增加。所以她就用探吐的方式，把吃进去的食物再设法吐出来，时间一长，就形成了食道反流的现象。我记得特别清楚，这个小女孩来门诊的时候，坐在那里，眼神有点发呆，在导师问诊的过程中，你能看到她的嘴巴在不停地咀嚼吞咽。询问其家长才得知，原来她那时已经被诊断为严重的营养不良了，医生告诉她首先要确保有食物摄入，所以就看到有食物反流到口中，孩子会再咀嚼后慢慢咽下去。因此，这类由精神心理因素所导致的厌食，除了要关注由于长期摄入食物不足所引起的营养不良及其并发症外，还要密切注意患者的精神状态，从心理层面解除其节食、拒食的心理障碍。

三、消谷善饥

　　消谷善饥，平常生活中我们似乎很少将这几个字组合在一起。先将这几个字拆开来，逐一进行解释。消，本义为消除、消灭，在《说文》中被解释为"尽也"，同样在《说文》中"尽"字的解释似乎让我们更容易理解"消"的含义，《说文》曰："尽，器中空也。"在人体，胃有"太仓"之称，当饮食入口，由胃接受并容纳于其中，在胃的通降作用下，将饮食物排空，即为"消"；谷，是庄稼和粮食的总称，《三字经》言"稻粱菽，麦黍稷，此六谷，人所食"。善，在此作动词，有善于、易于的意思。饥，即饿。合在一起，即为消磨水谷，易于饥饿，是指食欲过于旺盛，食后不久即感饥饿，是进食量多的表现。用白话来解释，就是吃得多、饿得快，所以又称为"多食易饥"。

有的人可能不太理解，不应该是"身体倍儿棒，吃嘛嘛香"吗？为什么"吃得多"反倒成了疾病的表现呢？这就需要仔细区分一下，如果只是单纯的食欲好，食量较一般人大一点，并不伴有其他明显的不适，体重也能维持在一个相对较为稳定的水平，这属于正常的生理现象。倘若体重略有超重，则可通过控制饮食、增强锻炼等方式，将体重降至正常范围。而多食易饥还常伴有明显的其他不适表现，临床需要进一步加以辨别。

若多食易饥，兼见口渴心烦、口臭便秘者，为胃火亢盛，腐熟太过所致。胃主腐熟水谷，饮食入胃，需要靠胃的腐熟功能，才能将饮食物初步消化，形成食糜。若胃中邪热过盛，气化作用亢进，水谷腐熟过程加快，饮食入胃后，整个消化过程缩短，则出现多食易饥的病理表现。如《灵枢·师传》曰："胃中热则消谷，令人悬心善饥。"《灵枢·经脉》亦曰："胃足阳明之脉……其有余于胃，则消谷善饥。"目前，对消谷善饥的现代研究多集中在糖尿病、甲状腺功能亢进等疾病。其中，糖尿病患者因典型的"三多一少"表现，多参照中医消渴病进行辨证论治。根据三多症状的主次，中医将消渴病分为上、中、下三消，《景岳全书·杂证谟》曰："上消者，渴证也，大渴引饮，随饮随渴，以上焦之津液枯涸，古云其病在肺，而不知心脾阳明之火皆能熏炙而然，故又谓膈消也。中消者，中焦病也，多食善饥，不为肌肉，而日加削瘦，其病在脾胃，又谓之消中也。下消者，下焦病也，小便黄赤，为淋为浊，如膏如脂，面黑耳焦，日渐消瘦，其病在肾，故又名肾消也。"临床以多食易饥为主要特点，伴见舌红苔黄、脉滑数等热盛表现者，多为胃火炽盛的中消。下面附赵绍琴先生的一则医案加以分析。

【医案2】

田某某，女，22岁。

初诊：糖尿病发现半年余。血糖280mg/dl，尿糖+++。现症口渴引饮，多食易饥，食毕即饥，饥而再食。一日夜可食主食3000g以上。心胸烦热，大便干结，数日一行，小便黄赤，舌红，苔黄干燥，脉弦滑数，按之振指有力。证属胃火炽盛灼津，急予釜底抽薪之法。生石膏30g，知母10g，麦冬15g，生地黄15g，大黄3g，芒硝6g，枳实6g，厚朴6g，7剂。

二诊：药后口渴稍减，仍饥而欲食，大便干结，心烦灼热。病重药轻，再以原方重投。生石膏100g，知母20g，大黄10g，芒硝10g，枳实10g，厚朴10g，生地黄20g，麦冬20g，7剂。

三诊：药后大便畅通，日行数次，口渴及食量大减，胸中灼热亦平。脉滑数，舌红苔黄。药已中病，原法继进。生石膏100g，知母15g，大黄8g，芒硝8g，枳实6g，厚朴6g，生地黄20g，麦冬20g，7剂。

四诊：口微渴，食已不多。胸中烦热消失，睡眠甚安。大便日二三行，不干。脉滑数，舌红苔薄黄略干。火热渐清，津液不足，前法进退。生石膏60g，知母10g，大黄6g，芒硝6g，枳实6g，厚朴6g，生熟地黄各15g，天麦冬各10g，7剂。

五诊：舌红口干，脉细数，改用养血育阴之法。生熟地黄各15g，天麦冬各10g，知母10g，天花粉10g，五味子10g，竹叶、竹茹各6g，枇杷叶10g，石斛10g，女贞子10g，7剂。

六诊：食眠如常，二便畅通。舌红苔薄白，脉濡软，按之略数。继用前法加减。生熟地黄各15g，天麦冬各10g，沙参20g，五味子10g，天花粉10g，石斛10g，枇杷叶10g，女贞子10g，旱莲草10g，白芍药10g，7剂。

后以上药加减，续服月余，查血糖降至120mg/dl，尿糖为+~±，诸症悉平。

本案选自《赵绍琴临证验案精选》。赵绍琴是我国当代著名的温病学家，他创造性地把温病卫气营血理论应用到内科杂病的治疗中，取得了满意的效果。本案中，赵老弟子陈述患者田某某实为中消重症。中消，以多食易饥为特征，初诊文字记录"食毕即饥，饥而再食，一日夜可食主食3000g以上"。一般来说，500g鸡蛋是6~8个，3000g鸡蛋大约相当于40多个鸡蛋的量；一个馒头100g，3000g相当于30个馒头的量。正常年轻女性的进食量，一顿饭一般进食米饭100g，再加上肉、菜、蛋、奶等均衡饮食，总共可以达到250~400g；以400g上限来计算，一日三餐，总量大约1200g，3000g是正常人一天食量的2~3倍。据其疾病主症特点，结合其兼见症状，赵老辨其属胃火炽盛灼津。因胃火炽盛，腐熟太过，则多食易饥；火性炎上，上扰胸膈，则心胸烦热；热盛津伤，故便干溲赤，舌红，苔黄干燥，脉弦滑数有力，一派胃火炽盛之象。故赵老用釜底抽薪之法，以大承气合白虎汤治之。中消之症，与伤寒胃家实烦渴皆为胃火炽盛，故方选承气，取其急下存阴救胃之意。合白虎汤，清阳明之热，方中石膏、知母清胃热，加麦冬以益胃生津，生地黄清热生津。二诊患者反馈服后症略减，但仍见饥而欲食、大便干结、心烦灼热等表现。赵老认为减不足言，是病重药轻，故二诊便以原方重投。生石膏重用至110g，直清胃火；大黄从3g增至10g，重用以导热下行。药后大便通畅，火热得以下行，则诸症立减。效不更方，三诊四诊继用原法，以清其余热。五诊察其舌脉，舌红口干，脉细数，有热盛伤阴之弊，故改用养阴生津之法，使阴足以制火，以善其后。

若多食易饥，兼大便溏泄者，多属胃强脾弱。胃强，是指胃腐熟水谷的功能亢进；脾弱，则是指脾运化水谷的功能不足。因胃的功能亢进，故患者常表现为食欲旺盛、多食易饥；又因脾的功能不足，故大便溏泄，还常伴见形体消瘦、神疲乏力等症。李东垣《脾胃论》曰："胃中元气盛，则能食而不伤，过时而不饥……又有善食而瘦者，胃伏火邪于气分，则能食，脾虚则肌肉削……"胃强脾弱，提示胃火重而脾气弱，治疗当以"降胃火补脾气"为主要原则，可选用平调寒热、抑强扶弱的半夏泻心汤进行加减化裁。半夏泻心汤乃《伤寒论》五泻心汤之首，是医圣张仲景治疗"寒热错杂"心下痞证的经典名方。心下，在此即指胃脘，虽名心下，但实属脾胃的病变。此方为小柴胡汤的变方，将小柴胡汤中的柴胡换成黄连，生姜换成干姜，方中半夏散结消痞、降逆止呕，故为君药；干姜温中散邪，黄芩、黄连苦寒，清热消痞，故为臣药；人参、大枣甘温益气，补脾气，为佐药；甘草调和诸药，为使药。适用于辨证属中气虚弱，寒热错杂者。

四、饥不欲食

你有没有过这样的体验，明明感觉到胃中空空的，很饿，可满桌子的饭菜摆在你面前，却吃不了几口，就不想吃了。这种现象，中医称为"饥不欲食"。很好理解，"饥"指的就是饥饿感。饥饿感是一种主观感觉，常常由于长时间缺少食物而产生，一般是不舒服的，甚至是痛苦的，从而想要迫不及待地获得食物。食欲，则是一种想要进食的欲望。虽然食欲与饥饿感常相伴随出现，但食欲却不完全等同于饥饿感。有时候虽然刚吃饱，当看到一些色、香、味俱全的食物或者自己喜欢吃的时，我们的食欲也能被成功勾起。饥不欲食，却恰恰相反，患者虽然有饥饿感，但却不想吃，或吃得不香，进食不多。为什么会出现这种情况呢？

中医学认为，饥不欲食多因胃阴不足，虚火内扰所致。因虚热内扰，故易饥饿；又因胃阴不足，胃腑失润，其受纳腐熟功能减退，故不欲食。常伴见胃脘灼热或嘈杂、干呕呃逆、口干不欲饮、小便短少、大便干结、舌红少苔、脉细数等阴虚之症。治宜养阴清热和胃，可选益胃汤、沙参麦门冬汤等方加减。

五、偏嗜食物

"嗜"有喜欢、爱好的意思，但一提到"嗜"这个字，人们往往就会和过度的、不良的喜好联系起来，比如嗜酒成性。加之"偏"有不正、歪的意思。所以，偏嗜食物指的是过度嗜食某种食物甚或异物。这和正常人由于受到地域环境、生活习惯的影响，而存在的饮食喜好有所不同。比如川渝一带的人有吃麻吃辣的饮食习惯，这与当地的地理环境密切相关。大诗人李白曾直呼"蜀道之难，难于上青天"！四川地处盆地，四周群山环绕，气候潮湿多雾，经常吃辣可以起到驱寒祛湿的目的。生活在黄土高原的山西人以喜食醋闻名，还常被外省人称"老醯儿"，其实与当地水土中含有大量的钙元素有关。可见这些饮食喜好都是人们长期适应自然环境的一种表现，一般不属病态。另外，有些妇女在妊娠早期，会有偏嗜酸辣等饮食口味的改变，也属于正常生理范畴。但若长期偏嗜太过，则有可能导致疾病的发生。

良好的饮食习惯应寒温适中，若过分偏寒或偏热饮食，都可导致人体阴阳失调而产生病变。如贪食生冷寒凉，久则容易耗伤脾胃阳气，导致寒湿内生。若偏嗜辛温燥热之品，则可使胃肠积热；若嗜酒成癖，久易聚湿、生痰、化热而致病，甚至变生癥积。

酸、苦、甘、辛、咸，五种口味各有不同，不可偏废。因五味与五脏相应，《素问·至真要大论》说："夫五味入胃，各归所喜，故酸先入肝，苦先入心，甘先入脾，辛先入肺，咸先入肾。"如果长期嗜好某种性味的食物，就会导致该脏的脏气偏盛，功能活动失调。不知从何时起，辛辣之品成为中国餐桌上的宠儿，川渝的火锅遍布大江南北，但离开了湿热的地域环境，过食辛辣则易化燥生热，所以很多女孩子一边贪恋着麻辣所带来的味觉上的冲击，一边又抱怨脸上长痘、大便秘结不通，这些病症表现都和饮食偏嗜有关。早在《素问·五脏生成》中就记载："多食咸，则脉凝泣而变色；多食苦，则皮槁而毛拔；多食辛，则筋急而爪枯；多食酸，则肉胝而唇揭；多食甘，则骨痛而发落，此五味之所伤也。"

若嗜食生米、泥土、纸张等异物，称为"嗜食异物"，常见于小儿，多属虫积。患儿可兼见消瘦、腹胀腹痛等表现，多因饮食不洁，腹内生虫，使脾失运化，机体失养所致。

第二节　口渴与饮水

"渴"有水尽、水竭、水干之意。口渴，是指患者自觉口中干渴的感觉，是一种主观感受，多因口中津液不足，不能濡润口腔所致。饮，甲骨文的字，就像一个人抱着酒坛子，伸着舌头喝酒。后来逐渐衍化成"水流入口为饮"，有了喝水的意思。饮水，是指实际摄入水的多少及喜恶。关注养生类节目的人，可能听到过"一天要喝八杯水"之类的说法，这种说法科学不科学暂且不论，但八杯水实际上强调的是饮水的量，相对比较客观。

口渴与饮水，是体内津液盈亏和输布代谢的反映。在正常生理情况下，人每天都会消耗一定量的水，口渴是体内缺水的表现，尤其是在天气炎热或是运动汗出的情况下，口渴的感觉更加明显，这是机体在提醒你要及时补充水分。因此，及时补充消耗的水分是维持健康的必要条件。早在两千多年前的《黄帝内经》中就对人体水液代谢有了较详细的论述，如《素问·经脉别论》曰："饮入于胃，游溢精气，上输于脾，脾气散精，上归于肺，通调水道，下输膀胱，水精四布，五经并行"，阐述了人体各脏腑协同作用，完成津液的生成、输布和排泄的全过程。其中肺的宣发肃降、脾的运化转输、肾阳的温煦气化作用尤为重要。而在疾病情况下，口渴与饮水常常作为辨别病位在表在里、病性属寒属热、疾病是虚是实的重要指征。一般来说，两者密切相关，口渴者多喜饮，口不渴者多不欲饮，但有时也不尽然。因此，临床应注意询问患者口渴与否、是否欲饮、饮水量的多少、喜热饮还是冷饮，以及其兼症等。在《重订通俗伤寒论》中就强调："工于问者，即其现症以求其病源，定其病名，察其病所，明其病情，度其病势，防其病变。兹必先问其口渴与否。"

一、口不渴饮

口不渴饮，是指口中不渴，不欲饮水。这是一个典型的阴性症状，因为正常人并不会明显感觉到口干、口渴，也没有强烈的饮水欲望和行动。若在疾病状态下，患者仍然感到口不干、不渴，也不想多喝水，往往提示这类患者体内的津液尚未受损，多见于寒证、湿证，以及没有明显燥热变化的病证。如在《症因脉治》中就记载"中寒"患者的症状主要表现为："症见恶寒身蜷，手足厥冷，遍身疼痛，面如刀刮，口吐冷涎，下利，无热，口不渴，二便清白，脉沉。"因口不渴饮者患病多偏寒、属阴，故临床上见到，往往也是在提醒医生，此时不可妄投寒凉之品，如《王旭高临证医案》在记录咳嗽吐血案时就强调："咳嗽内伤经络，吐血甚多。脉不数，身不热，口不渴，切勿见血投凉。"许多医家也将口不渴饮作为判定体内津液盈亏、病情恢复的一个重要指标。

二、口渴多饮

口渴多饮，是指口渴明显，饮水量多。与口不渴饮相反，常见于燥证、热证，是体内津液损伤的一种表现，且口渴的程度与饮水量的多少直接反映体内津伤的程度。

燥证，是外感燥邪或机体津液亏损，致使脏腑、组织、形体、官窍失于濡养，而以"干"为主要临床表现的一类病证，分为外燥和内燥。外燥以外感燥邪为主，因燥邪为秋季的主气，故也称为"秋燥"。肺喜清润，燥邪当令，最易灼伤肺津，使津亏肺燥，可见干咳无痰或痰少而黏，不易咯出；燥胜则干，津液不能上承于口，故见口干渴喜饮；肺外合皮毛，开窍于鼻，咽喉为肺胃之门户，肺与大肠互为表里，故常伴见鼻咽干燥、皮肤干燥、大便干结等症状。外感燥邪为患，治宜轻宣润剂。然初秋时节，热气未尽，燥与热相合；深秋近冬之际，气候转凉，寒邪与燥邪相合而致病，故燥又有兼寒、兼热之异，有温燥、凉燥之别。温燥者用药偏凉，凉燥者用药偏温，代表方分别为桑杏汤和杏苏散。这两张方子同出于《温病条辨》，均能轻宣外燥。其中，桑杏汤主治外感温燥证，以身热不甚、干咳无痰、咽干而痛、苔薄黄而干、脉浮略数为辨证要点。杏苏散主治外感凉燥咳嗽证，以恶寒无汗、咳嗽痰稀、鼻塞、咽干、苔白、脉浮略紧为辨证要点。内燥，是指机体津液不足，人体各脏腑、组织、形体、官窍失其濡润，出现以干燥枯涩为特征的病理变化，又称"津伤化燥"。内燥多发于温热病后期，或因大汗、大吐、大下，或亡血、失精导致阴液亏少所致。由于体内津液不足，不能上承于口，故口干渴喜饮。内燥病变可发生于各脏腑组织，尤以肺、胃、肾及大肠为多见。如肠燥津亏，肠道失于濡润，传导失职，以致大便燥结、排出困难及津亏症状并见，吴鞠通称其为"无水舟停"，治以"增水行舟"之法，代表方剂为增液汤。

口渴与否，还常作为判断病性寒热的重要指征，仲景《伤寒论》曰："太阳病，发热而渴，不恶寒者为温病"，将"口渴"与"不恶寒"作为判断温病与伤寒的两个主要症状。在外感温热病初期，火热之邪伤及肺卫，因邪在卫表，伤津较轻，故口干微渴。但口渴往往不是主症，多作为伴随兼症辅助证候辨识，而以发热、咳嗽等为主要症状表现。除此之外，还可见咽痛、舌边尖红、苔薄白而干或薄黄、脉浮数等。在清代叶天士《温热论》中，谈及温病的大纲，曰："温邪上受，首先犯肺……肺合皮毛而主气，故云在表。初用辛凉轻剂。"在吴鞠通的《温病条辨·上焦篇》中也提到了温病初期两张非常著名的方剂，其中第 4 条记载："太阴风温、温热、温疫、冬温，初起恶风寒者，桂枝汤主之；但热不恶寒而渴者，辛凉平剂银翘散主之。"第 6 条记载："太阴风温，但咳，身不甚热，微渴者，辛凉轻剂桑菊饮主之。"两方同为卫分代表方，也同属辛凉剂，均用连翘、薄荷、桔梗、芦根、甘草五味药。但银翘散以金银花、连翘为君药，且用量较重，配伍薄荷、牛蒡子味辛性凉，能够疏散风热；荆芥穗、淡豆豉二者虽属辛温，但辛而不烈，温而不燥，配入辛凉解表方中，增强辛散透表之力，合芦根、竹叶清热生津；桔梗开宣肺气而止咳利咽，甘草调和诸药。全方解表清热之力强，善治温病初起邪热较甚，偏重于卫分证更为明显者。但桑菊饮大多为辛凉之品，且以疏散风热、清宣肺热的桑叶、菊花为君药，配伍肃降肺气的杏仁，故其肃肺止咳之力大，而解表之力不足，故善治温病初起之表证较轻，邪热不甚，适用于治疗卫分证偏弱，但咳嗽明显者。故银翘散被称为辛凉平剂，而桑菊饮则为辛凉轻剂。

若表邪不解，进一步向里传变，在伤寒可由太阳传至阳明，此时疾病的性质由寒化热，在温病则可由卫分传入气分，由于里热炽盛，津液大伤，故可见大渴喜冷饮，兼见壮热、面赤、汗出、脉洪数等。为了方便记忆，习惯上将其称为"四大症"，即大热、大汗、大渴、脉洪大。"大热"即在问寒热中讨论的"壮热"，表现为高热，持续不退，不恶寒反恶热。"大汗"是由于里热炽盛，蒸腾津液外泄所致。而"大渴"是热盛津伤的表现，往往热邪越盛，津伤越重，口渴的程度就越明显；津液受损，饮水自救，且因体内热邪炽盛，所以此类型患者大多渴喜冷饮，常描述为"大渴饮冷"。这里不得不提一下"白虎汤"这张方子，出自仲景的《伤寒论》，主治阳明、气分热盛证。因里热炽盛，邪已离表，故不可发汗；因其邪热尚未致腑实形成，故不宜攻下；又因津伤已伤，纯用苦寒之品，则易进一步伤津化燥，故治以清热生津之法。方中君药生石膏，味辛甘，性大寒，善能清热，以制阳明（气分）内盛之热，并能止渴除烦。臣药知母，味苦性寒质润，寒助石膏以清热，润助石膏以生津。石膏与知母相须为用，加强清热生津之功。佐以粳米、炙甘草和中益胃，并可防君臣药之大寒伤中之弊。炙甘草兼以调和诸药为使。诸药配伍，共成清热生津、止渴除烦之剂，使其热清烦除，津生渴止，由邪热内盛所致之诸证自解。若热盛津伤较甚，则可在原方基础上加人参安中养胃，此方即白虎人参汤，《伤寒论》第170条记载："伤寒脉浮、发热、无汗，其表不解，不可与白虎汤。渴欲饮水，无表证者，白虎加人参汤主之。"在清代曹颖甫的《经方实验录》"白虎汤证"中记载了这样一则医案："住三角街梅寄里屠人吴某之室，病起四五日，脉大身热，大汗，不谵语，不头痛，惟口中大渴。时方初夏，思食西瓜，家人不敢以应，乃延予诊。予曰：此白虎汤证也。随书方如下：生石膏（一两）、肥知母（八钱）、生甘草（三钱）、洋参（一钱）、粳米（一小杯），服后，渴稍解。知药不误，明日再服原方。至第三日，仍如是，惟较初诊时略安，本拟用犀角地黄汤，以其家寒，仍以白虎原剂，增石膏至二两，加赤芍一两，丹皮一两，生地一两，大小蓟五钱，并令买西瓜与食，二剂略安，五剂全愈。"从医案记载中可知，患者症见"脉大，身热，大汗，口中大渴"，四大症俱在，乃典型的白虎汤证，在药物的组成中加入西洋参一钱，取其益气养阴生津之功，后世医家也有在白虎汤的基础上，加元参、生地、麦冬等，目的就是增强其养阴生津之力，主要针对"口中大渴"之症。服药至第三日，较初诊时稍减，恐热入血分，本拟用犀角地黄汤，但因曹氏发现病人家境贫寒，故用价格便宜的赤芍、丹皮等清热凉血之品，代替贵重的犀角，加重石膏用量至二两，五剂全愈。《大医精诚》一文中，药王孙思邈告知："若有疾厄来求救者，不得问其贵贱贫富，长幼妍媸，怨亲善友，华夷愚智，普同一等，皆如至亲之想，亦不得瞻前顾后，自虑吉凶，护惜身命。"曹颖甫先生师仲景而知化裁，以人命为重，医德高尚，真乃吾等后辈学习之楷模！

若口渴多饮，伴小便量多、多食易饥、机体消瘦者，为消渴病。消渴病核心病机是阴虚为本、燥热为标，其病变有在肺、在胃、在肾之不同。如《证治准绳·消瘅》在前人的基础上，提出"渴而多饮为上消（经谓膈消）"，以肺燥为主，肺不布津则口渴多饮。临床上消渴病虽有在肺、胃、肾的不同，但常常互相影响，如肺燥津伤，津液失于敷布，则脾胃不得濡养，肾精不得滋助；若脾胃燥热偏盛，上可灼伤肺津，下可耗伤肾阴；若肾阴不足则阴虚火旺，亦可上灼肺胃，终至肺燥胃热肾虚，故"三多"之症常可相互并见。

若剧吐、过汗，或泻下、利小便失度，造成体内津液大量丢失，也可出现大渴引饮之症。汗出和小便是人体津液代谢排出体外的重要途径，大便也会带走一定量的水液，在疾病状态下呕吐亦会导致体内津液的损伤。故剧吐、大汗，或泻下、利小便失度，作为疾病的一种症状表现，必然导致体内津液大量丢失，不能上承于口，故见口渴多饮之症。除疾病表现外，中医自古就将汗、吐、下作为治疗疾病的方法，比如金元时期的张从正就善用汗、吐、下三法，然汗、吐、下用之得当，立竿见影，效如桴鼓；若用之不当，最易伤津耗液，亦可致口渴多饮之症。

另外，中医学认为津血同源，故血虚者，也常见口渴一症，且多伴见口唇、面色淡白无华，头晕目眩，舌淡白，脉虚芤等，治宜补气益血，选用当归补血汤、八珍汤等方。许多阴血亏虚的女性，在经期也会伴有口渴的感觉。女子以血为本，若素体阴血不足，加之月经期间阴血下注冲任，伴随经血的下行也会导致大量津液的流失，因津液不能上承于口，故也可见口渴喜饮。

三、渴不多饮

临床上，有些人生病了觉得口渴，喝水明显比平常要多。但也有不少人，虽然感觉口干、口渴，但却不是很想喝水，这种患者虽有口干或口渴的感觉，但饮水不多或不欲饮水的症状，就称为"渴不多饮"。同样是口渴，为什么有的人想喝水，而有的人却不想呢？其原因何在？

既然有口干、口渴的感觉，就说明人体正常的津液不能上承于口，起到滋润滋养的作用，而之所以有欲饮与不欲饮、多饮与不多饮的差异，区别的关键在于体内津液是真的受损，还是津液的输布代谢发生障碍。前面提到的"口渴多饮"，无论是燥证还是热证，关键病机是津伤。而渴不多饮者，或为津液损伤较轻，或为津液未伤，但因其气化、输布发生障碍，使得津液不能上承于口所致，临床常见于阴虚证、湿热证、痰饮内停、瘀血内停及温病热入营分证等。

若口燥咽干而不多饮，夜间尤甚，兼见潮热、颧红、盗汗、消瘦、舌红少津者，属阴虚证。或因温热病后期伤阴，或慢性久病伤阴，阴虚内热，津液不足，则口燥咽干，虚热耗津较少，故饮水不多，且以夜间为甚。治宜养阴生津，可选用甘寒柔润之品以养肺胃之阴，如增液汤、沙参麦冬汤、五汁饮等方。吴瑭在《温病条辨》中记载："太阴温病，口渴甚者，雪梨浆沃之。"沃，本义"灌溉"，把水从上向下浇，这里可以解释为"饮"或者"喝"，原文记载"以甜水梨大者一枚，薄切，新汲凉水内浸半日，时时频饮"。雪梨浆以雪梨单药成方，《不居集》称其"解烦热，退阴火，此生津止渴之妙剂也"。若渴不多饮，兼身热不扬、头身困重、脘闷、苔黄腻者，属湿热证。湿与热相兼为患，若湿重于热，因湿为阴邪，伤津不重，故多口不渴；若湿热并重或热重于湿者，热伤津液，则口渴，但多不喜饮，或饮亦不多，或喜热饮，且伴有湿热阻滞之象。治疗以清热化湿并重，如《温病条辨》中三石汤，清热利湿，宣通三焦。

若渴喜热饮，饮水不多，或水入即吐者，多属痰饮内停。由于痰饮内停，阳气不能敷布，津液不得气化上承，故口渴；又因饮为阴邪，停聚于胃肠，故饮水不多，且多喜热饮；胃失和降，故水入即吐。常兼见胸闷、气短、心悸、泛吐痰涎、小便不利、苔滑等症。对于痰饮病的论述，仲景的《金匮要略》最具代表。因饮为阴邪，遇寒则凝，得温则行；且脾为湿土，赖阳气以健运，饮邪为患，极易伤人阳气，脾失健运，又可酿生痰湿，故在"痰饮咳嗽病脉证并治"篇中提出了"病痰饮者，当以温药和之"的总原则，如苓桂术甘汤（茯苓、桂枝、白术、甘草）就是治痰饮"当以温药和之"的代表方。若口干，但欲漱水而不欲咽，兼舌紫暗或有瘀斑瘀点、脉涩者，多属瘀血内停。瘀血内阻，气不化津，津不上承，故口干；然体内津液并非匮乏，故仅欲漱水润口而不欲下咽。治病求本，应以活血祛瘀为主，可选用桃红四物汤、血府逐瘀汤等方。

【医案3】

高鼓峰治一妇人，产后恶露不尽，至六七日，鲜血奔注，发热口渴，胁痛狂叫，饮食不进。用养血及清肝行血药，无一效。高诊其脉，洪大而数，乃曰：此恶露未尽，留泊血海，凡新化之血，皆迷失故道，不去蓄利瘀，则以妄为常，曷以御之？用醋制大黄一两，生地一两，桃仁泥五钱，干漆三钱，浓煎饮之。或曰：产后大虚，药毋过峻否？高曰：去者自去，生者自生，何虚之有？服后下黑血块数升，诸病如失，再用补中益气调理而痊。

本案选自《古今医案按·女科》所载高鼓峰一案。高鼓峰乃清初名医。因举兵抗清败归，遂由儒而精医，一时颇负盛名。本案患者以产后恶露不尽为主。恶露是女性在分娩之后随着子宫内膜脱落，通过阴道排出的分泌物，由于排出物中含有血液和脱落的内膜组织，故肉眼观察颜色鲜红，且有血块，持续三四日，以后出血慢慢减少。中医学认为此乃旧血、多余之血，故又名恶血。唐容川《血症论》曰："凡系离经之血，与荣养周身之血，已睽绝而不合。其已入胃中者，听其吐下可也；其在经脉中，而未入于胃者，急宜用药消除，或化从小便出，或逐从大便出，务使不留，则无余邪为患。此血在身，不能加于好血，而反阻新血之化机。"《金匮要略》曾言："病者如热状，烦满，口干燥而渴……是瘀血也，当下之。"故高氏以大黄、生地、桃仁、干漆峻下逐瘀，瘀血去，新血生，然虑其产后多虚，故以补中益气汤善其后。余震为此作按，言："要皆实证也，实证易治，一攻即愈。"然类此案，有本虚之虑，虚者补之，但虚又有挟寒、挟热、挟瘀之分，临证需仔细分别。对于虚实夹杂的证候，临床在遣方用药时又有先攻后补、先补后攻、攻补并重等不同，需临机权变。

口渴饮水不多，也可见于温病营分证。气分不解，热邪传入营血分，由于热邪煎灼津液，故口舌干燥，但经过气分阶段的邪正剧烈交挣，热邪已减，故热入营血，虽然口渴，但较气分阶段程度大减。再则邪热蒸腾营阴上潮，故口虽干反不甚渴饮。伴见身热夜甚、心烦失眠、时有神昏谵语、斑疹隐现、舌红绛脉细数等症。可选用清营汤、犀角地黄汤等方清营凉血。

另外，临床上还常见到阳气亏虚的患者伴有渴不多饮的症状，主要是由于阳气亏虚，不能蒸津液上潮于口所致。如脾虚口渴，症见渴喜热饮、稍饮即止、肢体困倦、尿清便溏等，治宜健脾助运，选用理中汤、七味白术散等方。肾阳虚的口渴，症见形寒怯冷、短气肢肿、腰酸肢冷、小便清长或淋沥不尽、脉沉、舌淡等，治宜温阳补肾，选用真武汤、金匮肾气丸等方。

第八章 问二便

二便常被认为是不洁之物，排便又是一件非常私密的事情，所以自古以来人们就用一些委婉的语言来指代，比如"如厕""更衣""解手""出恭""方便"等。司马迁在《鸿门宴》中有"坐须臾，沛公起如厕"的描述。《西游记》第53回说到唐僧和八戒因喝了河里的水有了胎气，用解阳山的水来解胎气，饮后，"他两个腹中绞痛……那婆婆即取两个净桶来，教他两个方便"。一日三餐，人吃五谷杂粮，吃进去的东西，经过人体消化、吸收后，必然会代谢产生废物，这些代谢物甚至含有一些对人体有害的物质，必须以大小便的形式排泄出来。所以，作为一名医者，在问诊时，对二便则不应有所避讳，反而应该详细询问，充分了解患者大小便的有关情况，包括大小便的性状、颜色、气味，排便（尿）量的多少，排便（尿）的次数、时间、感觉及伴随症状等。询问二便的情况，不仅可以直接了解机体消化功能的强弱、津液代谢的情况，同时也是辨别疾病的寒热虚实性质和推断病变脏腑的重要依据。正如《景岳全书》中所言："二便为一身之门户，无论内伤外感，皆当察此，以辨其寒热虚实，盖前阴通膀胱之道，而其利与不利、热与不热，可察气化之强弱……后阴开大肠之门，其通与不通、结与不结，可察阴阳之虚实。"因此，凡看过中医的人，都会发现：不管得了什么病，几乎所有的中医大夫都会询问有关大小便的情况。李东垣在《脾胃论》中也指出："凡治病当问其所便。"

第一节　问大便

大便，是食物在消化道内未被吸收而产生的糟粕部分，经大肠从肛门排出体外。《素问·灵兰秘典论》曰："大肠者，传导之官，变化出焉。"大肠居于腹中，其上口在阑门处接小肠，接受由小肠下传的食物残渣，并吸收其中多余的水液，故言"大肠主津"。其下端连接肛门。肛门，也被称为"魄门"，清代叶霖在《难经正义》中说："魄门即肛门也。魄古与粕通。言食饮至此，精华已去，止存形质糟粕，故曰魄门也。"大便的排泄直接由大肠气化传导所司，并经肛门有节制地排出体外。

大便虽由大肠所主司，但与脾胃的腐熟运化、肝的疏泄、命门的温煦、肺气的肃降等脏腑功能关系非常密切，故《素问·五脏别论》言："魄门亦为五脏使，水谷不得久藏。"

脾胃与大便的关系非常密切，比较容易理解。胃主受纳，脾主运化，脾主升，胃主降，两者纳运协调，升降相因，则维持着饮食物的不断受纳、消化以及精微的不断吸收和转输的过程。大肠的传导功能，一方面有赖于脾胃化生的气血、津液的充养与滋润；另一方面还有赖于脾升胃降的气机枢纽，脾胃升降有序，则大肠传导、魄门启闭正常。若脾胃功能失职，则大便的性状、排便的次数等许多方面都会表现出异常。例如劳倦太过，耗伤脾气，脾不升清，"清气在下，则生飧泄"；若"饮食自倍，肠胃乃伤"，食积胃肠，胃失和降，则见脘腹胀满疼痛、大便秘结等症。

肺与大肠相表里，主气，有宣发肃降之性。大肠的传化、魄门的启闭，都与肺气的宣肃密切相关。肺气充足，宣降协调，津液得布，则大肠气化有力，魄门启闭正常；若肺气亏虚，肃降无力，则大肠传导缓慢，魄门开启无力，可致便秘；若肺气壅滞，易使大肠气滞，魄门启闭失常，亦可见便秘。如清代医家唐宗海就认为："肺移热于大肠则便结，肺津不润则便结，肺气不降则便结。"

肝主疏泄，调畅气机，促进气机的升降出入，调节大肠的传导与魄门的开启。肝气调达，则气机调畅，大肠传导、魄门的启闭正常。若肝失疏泄，横逆乘脾，影响大肠的传导，则可致大便溏泄，如《景岳全书·泄泻》曰："凡遇怒气便作泄泻者，必先以怒时夹食，致伤脾胃，故但有所犯，即随触而发，此肝脾二脏之病也。盖以肝木克土，脾气受伤而然。"若肝气郁结，气滞不畅，大肠传导失司，则可致大便秘结，明代医家秦景明指出"诸气怫郁，则气壅于大肠，而大便乃结"。李梴在《医学入门》中指出："肝与大肠相通，肝病宜疏通大肠，大肠病宜平肝。"

肾开窍于二阴，主司二便。大肠的传导功能依赖于肾阳的温煦、气化以及肾阴的滋润、濡养，魄门的开启还有赖于肾气的固摄作用。若肾阳亏虚，或肾气不足，固摄无力，则见泄泻便溏；若肾阴亏虚、肠道失润，或肾阳不足、推动无力，则见大便秘结。正如《景岳全书·泄泻》所说："盖肾为胃关，开窍于二阴，所以二便之开闭，皆肾脏之所主。今肾中阳气不足，命门火衰……阴气盛极之时，即令洞泄不止。"《杂病源流犀烛·大便秘结源流》亦云："大便秘结，肾病也。经曰：北方黑水，入通于肾，开窍于二阴。盖肾主五液，津液盛，则大便调和。"

心主神志，为君主之官、五脏六腑之大主，具有控制、协调脏腑功能的作用，魄门的启闭亦依赖于心神的主宰。心神正常则魄门启闭正常，糟粕按时而下；若心神失常，魄门失去心神调控，则可见神昏口开、二便失禁之脱证，亦可见神昏齿闭、二便秘结之闭证。

因此，临床上，关注大便的排泄是否正常，不仅反映的是大肠、肛门局部的病变，更可以通过大便来了解人体内在脏腑的功能状态。健康人一般每日一次或隔日一次大便，便质成形，呈香蕉状软便，不干不燥。大便的颜色一般呈现黄色，但也与进食的食物有明显的关系，比如进食羊血、鸭血等，可以使大便呈黑色，含有铁剂的药物也可以使大便颜色发黑。正常大便内无脓血、黏液和未消化食物等，排便通畅，没有艰涩不畅或排不尽等异常感觉。

大便若出现异常，则应重点关注排便的次数和大便的质地、颜色、气味以及排便时的感觉等方面。

一、便次异常

健康人，一般每日一次或隔日一次大便。在疾病情况下，便秘和泄泻是最常见的大便次数的异常改变，《医学入门》记载："一日一便为顺，三四日不便为秘，一日便三四次为利。"临床上询问排便的次数，还须结合便质及排便时的感觉进行辨证分析。

（一）便秘

便秘，以大便排出困难，排便时间或排便间隔时间延长为临床特征。主要包括以下几种情况：第一种，粪质干硬，排出困难，大便次数减少，排便间隔时间延长，常三五日、七八日，甚至更长时间排一次大便，每次排便的时间也较长，需半小时或更长的时间，常伴腹胀腹痛、头晕头胀、嗳气食少、心烦失眠等症。第二种，粪质干燥坚硬，排出困难，排便时间延长，常由于排便努挣导致肛裂、出血，日久还可引起痔疮，而排便间隔时间基本上正常，能保证每日一次或隔日一次大便。第三种，粪质并不干硬，患者也有便意，但排便无力，排出不畅，虚坐努挣，排便时间延长，多伴有汗出、气短乏力、心悸头晕等症状。

中医对便秘的认识，多遵从仲景寒、热、虚、实之说，临证选方如苦寒泻下的承气汤，养阴润下的麻子仁丸，理气通下的厚朴三物汤等。如何才能更好地理解便秘的发病机理呢？清代著名的温病学家吴鞠通在其所著《温病条辨》中提到"津液不足，无水舟停"，强调"水不足"是导致便秘的一个重要原因。在此，我们按照吴鞠通"无水舟停"的说法，将大便比作一叶扁舟，来解释便秘的发病机理。

常言"水能载舟"，所以舟船作为水上交通工具，想要动起来，第一个基本条件就是要有水。如果水少了，甚至是干涸了，航行在河道中的船，自然就会搁浅，停在原地无法前行。对应到人体排便这件事情上来，水主要指的就是人体的津液，由于各种原因，比如热盛伤津耗液，或者汗、吐、下太过，耗伤人体津液……津液亏少，肠道失以濡润，则大便秘结不通。但虚实病机不同，其兼见症状也就不相同，治疗法则也随之大相径庭。比如，邪热炽盛的热秘，或因素体阳盛，或热病之后，余热留恋，或肺热肺燥，下移大肠，或过食醇酒厚味，或过食辛辣，或过服热药，均可致肠胃积热，耗伤津液，肠道干涩失润，故可见大便干结，难于排出，多伴见腹胀腹痛、面红身热、口干口臭、心烦不安、小便短赤、舌红苔黄燥、脉滑数等实热见症。"其阳邪炽盛者，宜承气法"（《温病条辨》），治以泻热导滞通便为主。《王孟英医案·便秘》载有一案："张孟皋少府令堂，年逾古稀，患气逆殿屎，躁烦不寐。孟英切脉滑实，且便秘面赤，舌绛痰多，以承气汤下之霍然。逾年以他疾终。""令堂"是对别人母亲的尊称；人生七十古来稀，"古稀"指代七十岁；"逾"有"超过"的意思，可知患者是一位七十有余的老年女性。殿屎，意思是愁苦呻吟。本案患者因肠胃积热，在下腑气不通则大便秘结，气机不降反升则气逆，年虽七十有余，但脉滑实有力，面赤舌绛，烦躁不寐，证属阳结之里实热盛，故以承气汤下之霍然。但对于此类便秘的治疗，强调"中病即止"，以免重伤津液。在古医籍中先贤就早有告诫，如《兰室秘藏·大便结燥门》曰："治病必究其源，不可一概以牵牛、巴豆之类下之。损其津液，燥结愈甚，复下复结，极则以至导引于下而不通，遂成不救。"临床上，也经常看到一些便秘的患者，习惯性使用三黄片之类的药物，每每大便不通，数日不行，就自行服用，但大多刚开始服用时效果明显，用上一两次，大便就通了，但用的时间久了，效果却不那么理想了，往往药量也是越用越大。

若为虚证，可因高热日久伤阴，或过食辛香燥热，损耗阴津，或大汗、大吐、大泻、多尿耗伤津液，以及年高体弱，脏气虚衰等，致阴津亏少，大肠干涩，肠道失润，则亦可见大便干结，状如羊屎，便下困难。《医宗必读·大便不通》中就提到："更有老年津液干枯，妇人产后亡血，及发汗利小便，病后血气未复，皆能秘结。"这类患者多伴有形体消瘦、头晕耳鸣、心烦失眠、潮热盗汗、腰酸膝软、舌红少苔、脉细数等阴虚见症。"其阴亏液涸者，当予增水行舟法"（《温病条辨》），代表方剂为增液汤。增液汤，顾名思义，乃增益津液，水涨船高，为增水行舟之计。方中玄参苦咸微寒，滋阴润燥、壮水制火、启肾水以通二便；麦冬甘寒，润肺养阴、益胃生津、润肠燥；生地甘苦而寒，清热养阴、壮水生津以助玄参滋阴润肠之力。三药配伍，咸寒苦甘同用，"妙在寓泻于补，以补药之体，作泻药之用，既可攻实，又可防虚"。若津亏燥热已甚，服增液汤大便仍不下者，可加生大黄、芒硝，软坚润燥，泄热攻下，而成攻补兼施之剂——增液承气汤。增液承气汤也出自吴鞠通的《温病条辨》，主治热结阴亏所致的便秘，临床以燥屎不行、下之不通、口干唇燥、舌红苔黄、脉细数为主要辨证要点。

中医有"津血同源"之说，血虚津少，不能下润大肠，亦可见大便干结，努挣难下，常伴见面色苍白、头晕目眩、心悸气短、失眠健忘、舌淡苔白、脉细等血虚见症。"此类便秘误用硝黄利泻，多致不救，而巴豆、牵牛，其害更速"（《医宗必读》），治疗重在养血润肠通便。如妇人产后失血伤阴导致大便艰难者临床也较为常见，早在《金匮要略·妇人产后病脉证治》中就记载："新产妇人有三病，一者病痉，二者病郁冒，三者大便难，何谓也？……亡津液，胃燥，故大便难。"著名医家朱小南在其《妇科经验选》中用养血润肠汤治疗血枯肠燥之产后大便难，药物组成有当归、黑芝麻、柏子仁、香附、枳壳、白术、肉苁蓉、茯苓、陈皮，若兼气虚，则可加白术、党参、黄芪等益气生血。

舟行水上，还需要有动力，船舶的动力装置能够保证其正常航行。对应到排便这件事情上来，"气者，人之根本也"（《难经》），气就是人体的动力系统，大便的排泄同样有赖于气的推动作用。就"动力"这个问题，也需要进一步区分虚实。

《金匮翼·便秘》曰："气秘者，气内滞而物不行也。"大肠的运动，依赖于肺、脾胃、肝等脏腑气机的推动。或因忧愁思虑，脾伤气结；或因抑郁恼怒，肝郁气滞；或因久坐少动，气机不利，均可导致腑气不通，传导失职，糟粕内停，不得下行成气秘。临床症见大便干结，或虽粪质不甚干结，但欲便不得出，或虽便而排出不畅，排便时间延长。常伴见肠鸣矢气、腹中胀痛、胸胁满闷、嗳气频作、饮食减少、舌苔薄腻、脉弦等症。治疗以顺气导滞为主，方可选六磨汤。六磨汤出自《世医得效方》，方中木香调气，乌药顺气，沉香降气，大黄、槟榔、枳实破气行滞，诸药配合，顺气导滞、降逆通便，是治疗气滞便秘的代表方。

冷秘形成关键也是因为动力系统受到影响。寒邪凝滞胃肠，气机受阻，传导失常，则糟粕不行而成冷秘。或因外感寒邪，直中肠胃；或因恣食生冷，或过服寒凉，阴寒内盛所致。《金匮翼·便秘》曰："冷秘者，寒冷之气，横于肠胃，凝阴固结，阳气不行，津液不通。"临床多见大便艰涩、腹痛拘急、胀满拒按、胁下偏痛、手足不温、呃逆呕吐、舌苔白腻、脉弦紧等症。治以温里散寒，通便导滞为主。很多人都听说过一味中药"巴豆"，在读一些武侠小说的时候，经常会有一些下三烂的手段中用到它。主要是因为巴豆泻下之力峻猛，且有大毒，正常人吃了，很有可能会引起中毒，口腔及胃黏膜产生烧灼感，出现急性呕吐、腹痛、腹泻，更有甚者可因脏器受损而致死。然彼之砒霜，汝之蜜糖，巴豆作为一味泻下药，大辛大热，归胃与大肠经，乃温通峻下药，能祛寒积而通便秘，然因其药性猛烈，且有大毒，故临证适用于身体壮实的寒积便秘等症。实际上，临床更多用巴豆逐水之功，对于寒积便秘者，仲景所创大黄附子汤则是温下剂的代表方。根据"寒者热之""结者散之""留者攻之"的原则，方中附子大辛大热之品为君，以温里散寒，止腹胁疼痛；寒实内结，除需温里药以祛其寒，还需泻下药以祛其结，故用大黄泻下通便，以荡涤里实积滞为臣。细辛辛温宣通，助附子温里散寒止痛为佐药。方中大黄性虽苦寒，但得大量附子之辛热，其苦寒之性被制，而泻下之功犹存。三药合用，共奏温下之功。

对于冷秘，除了上面所说的实寒之邪凝滞外，还有虚寒一说。《圣济总录》言："下焦虚冷，窘迫后重，是谓冷秘。"导致虚寒的原因很多，或因素体阳虚，或年老体衰，或久病未复；或因过食生冷，苦寒攻伐，耗伤阳气等。阳气虚衰，肠道失于温煦，阴寒内结，便下无力，而形成便秘。患者多表现为排便时间延长，大便或干或不干，但都排出困难。临证以脾肾两脏阳气亏虚最为常见，多伴见小便清长、面色㿠白、四肢不温、腹中冷痛或腰膝酸冷、舌淡苔白、脉沉迟等症，可以济川煎加减进行治疗。方中肉苁蓉温肾益精，润燥滑肠；当归养血和血，辛润通便；牛膝补肾强腰，其性下降；枳壳宽肠下气，泽泻入肾泄浊；少加升麻以升清阳，使清升而浊降。张景岳称此方是"用通于补之剂"，是塞因塞用的代表方。

虚性便秘中的阴虚、血虚、阳虚便秘，前面都已提到，其实气虚导致的便秘在临床上也很常见，多以肺脾气虚为主。肺主宣发肃降，治理调节全身气机，与大肠互为表里，"大肠所以能传导者，以其为肺之腑，肺气下达，故能传导"（《医经精义》）。若肺气亏虚，气机升降失司，则大肠传导无力，腑气闭塞，糟粕停留肠道，难以排出。脾升胃降，为一身气机之枢纽。胃的和降功能，不仅是将初步消化的食物由胃下降至小肠，还包括从小肠将食物残渣下输于大肠，以及大肠传化糟粕的功能。若脾气亏虚，则胃气不降，大肠传导失司，无力传送糟粕，亦可致大便难以排出。其临床特点是：大便虽数日一次，腹部却少有所苦，虽有便意，但排便困难，大便并不干硬，用力努挣则汗出短气，便后乏力，伴见面白神疲、肢倦懒言、舌淡苔白、脉弱等症。可选黄芪汤补气润肠，健脾升阳。方中黄芪为首，大补脾肺之气，为方中主药，以治其本，火麻仁、白蜜润肠通便，陈皮理气。《石山医案》曾记载："一妇婺（wù，水名，在今江西省）居改嫁，乘轿劳倦，加以忧惧，成婚之际，遂病小腹胀痛，大小便秘结不通。医以硝、黄三下之，随通随闭，病增胸膈胃脘胀痛，自汗食少。予为诊之，脉皆濡细近驶（快），心脉颇大，右脉觉弱。"古时交通不便，本案患者因改嫁乘轿劳倦，李东垣《脾胃论》曰："形体劳役则脾病。"旧时再嫁很容易受人歧视，故忧思成疾，《景岳全书》曰："然思生于心，脾必应之，故思之不已则劳伤在脾。"故汪石山曰：此劳倦忧惧伤脾也，盖脾失健运之职，气滞不行，以致秘结。其本在脾胃气虚，虽以硝、黄下之能暂通，但从根本上解决不了问题，故随通随闭；且硝、黄乃寒下之品，可进一步耗伤脾气，故病不减反增，出现胸膈胃脘胀痛、自汗食少等症。汪氏用人参二钱，归身钱半，陈皮、枳壳、黄芩各七分，煎服而愈。全方重在补益脾肺之气，恢复气机升降之性。

便秘在人群中的发病率很高，而且许多患者是长期的慢性便秘，俗称习惯性便秘。下面借助山西省名中医冯五金教授的一则医案加以分析。

【医案 1】

程某，男，74 岁。初诊：2005 年 8 月 11 日。大便秘结 30 余年，初服"果导片""便秘舒""麻仁丸"有效，长期泡饮"番泻叶"。近 1 年服以上药物无效，临厕努挣，排便困难，大便 5~7 天 1 次，服"芦荟胶囊"后出现腹痛腹泻，泻后疲乏无力，多汗，纳差，痛苦不堪，就诊时 7 日未便，腹胀满，无矢气，头晕，气短，因畏惧泻药而来诊，舌质瘀暗，苔白腻，脉沉细。药用：冬瓜仁 30g，郁李仁 15g，生地黄 15g，枳实 20g，陈皮 10g，天冬 15g，麦冬 15g，莱菔子 15g，香附 10g，紫菀 15g。嘱患者晚饭后服药 1 次，睡前服药 1 次，连用 7 剂。

　　本案选自《山西省著名中医临床经验选粹》一书。患者陈某七十有余，便秘对他来说真的可以说是老毛病了，已有三十多年的病程。从病史记录可知，长期以来他一直依靠各种通便药来维持大便，药店里常见的润肠通便药几乎用了个遍，"果导片""便秘舒""麻仁丸"，还长期以番泻叶代茶饮。但近 1 年来，原来服用有效的很多药物都不再起效，5~7 天才能排便 1 次，临厕努挣，排便困难，此乃老年习惯性便秘。患者曾自服"芦荟胶囊"，芦荟性质苦寒适用于热结便秘，泻下作用还是比较强的，患者服后出现腹痛腹泻，泻后疲乏无力，多汗，纳差，痛苦不堪，乃泻下太过，耗伤脾气的表现。故本案患者既有气虚不足之症，又见津液匮乏之象，且日久正虚邪恋，缠绵难愈，故可见大便干结，临厕努挣，难于排出，伴见短气乏力、形瘦神疲、舌质瘀暗、苔白腻等症。冯氏用药以润为主，选用冬瓜仁、郁李仁、天冬、麦冬等润肠通便，药性和缓以防再伤正气。习惯性便秘的患者消化道蠕动力减弱，故加入枳实、莱菔子等以增强胃肠道的动力。同时，根据肺与大肠互为表里的关系，加用紫菀等宣降肺气的药，使肺气肃降，取开上通下、腑病治脏之意。全方旨在恢复气机转枢，使肠道濡润而大便通畅。

　　习惯性便秘的患者，往往由于不良的排便习惯或滥用泻下药物等所致。长期便秘还可出现痔疮、腹胀、贫血、营养不良、脱肛、肛裂、直肠癌等，并可诱发脑血管疾病，有些老年人可因便秘而在排便时猝死。因此，临床上对于习惯性便秘的患者，除了药物治疗外，还需配合调整饮食结构，比如增加粗纤维的蔬菜、水果、粮食等；改变不良的排便习惯，比如有便意时要及时排便，不要忍便；排便的时候要提高专注力，不要看书、刷手机等；还要适度增加运动，这样有助于增强胃肠蠕动。

（二）泄泻

　　泄泻，是以大便次数增多，粪质稀薄，甚至泻出如水样为临床特征的病证。泄和泻放在一起，很多人会问，这两个字有什么区别呢？"泄"指液体或气体排出，如"泄气""泄洪""水泄不通"。"泻"指液体很快地流出，如成语"一泻千里"。从字面意思看，除了泄/泻出来的物质不同外，二者的区别还强调流出来的速度不同。"泄"有"漏"之意，一般大便排出来的少而且势缓，若漏泄之状者为泄。"泻"则有"倾"之意，一般大便含水量比较多，势急无阻，哗一下就出来了，若倾泻之状者即为泻。《奇效良方》曰："但泄泻人为一证耳，岂知泄者泄漏之义，时时溏泄，或作或愈，泻者一时水去如注泄。"近代多泄、泻并称，统称为泄泻，也称为腹泻。

导致泄泻的原因有外感、内伤之分，外感之邪以暑、湿、寒、热较为常见，如"湿胜则濡泻"，"寒气客于小肠，小肠不得成聚，故后泄腹痛矣"，"诸呕吐酸，暴注下迫，皆属于热"，《内经》中的上述论述，说明早在秦汉时期就已认识到风、寒、热、湿等邪均可引起泄泻。内伤者，饮食不节、情志不调，或因禀赋不足、年老体弱、大病久病等致使脏腑亏虚，皆可导致泄泻的发生。如《素问·太阴阳明论》曰："饮食不节，起居不时者，阴受之……下为飧泄。"或如《素问·举痛论》曰："怒则气逆，甚则呕血及飧泄。"当然，不论外感还是内伤，脾胃功能失职，才是导致泄泻发生的根本，正如《景岳全书·泄泻》所言："泄泻之本，无不由于脾胃。"

临床上，对于泄泻的辨识，应结合腹泻的次数，大便的质地、颜色、气味，以及排便前后有无腹痛、呕吐等兼见症状，谨遵景岳"无不由于脾胃"这一根本病机，根据泻下的缓急、病程的新久，首辨虚实。一般新病暴泻者，多属实证；久病缓泻者，多属虚证。

就实证而言，实者有邪，导致泄泻的邪气当中首重湿邪，即《难经》所谓"湿多成五泄"。脾喜燥而恶湿，不管是外感的湿邪，还是内生的湿邪，均最易困阻脾土，脾失健运，升降失司，水谷不化，清浊不分，混杂而下，则成泄泻。其他邪气想要对人体产生影响，也常需与湿邪相兼为患，才能导致泄泻。如《杂病源流犀烛》中说："湿盛则飧泄，乃独由于湿耳。不知风寒热虚，虽皆能为病，苟脾强无湿，四者均不得而干之，何自成泄？是泄虽有风寒热虚之不同，而未有不源于湿者也。"临床上，新病暴泻、急性腹泻者，多以湿盛为主，重用祛湿，辅以健脾，又因有兼寒、兼热的不同，分别采用温化寒湿与清化湿热之法。

如泻下清稀，甚则如水样，伴有肠鸣腹痛、脘闷食少、苔白腻者，多为寒湿所致。若兼见恶寒发热、头痛、肢体酸痛、苔薄白、脉浮等外感风寒表证，则治以芳香化湿、解表散寒之法，众所周知的藿香正气散此时可选。藿香正气散出自《太平惠民和剂局方》，方中藿香芳香化湿，和中止呕，并能发散风寒；紫苏、白芷辛香发散，助藿香外散风寒，兼可芳香化浊；厚朴、陈皮、半夏曲行气燥湿，和中消滞；白术、茯苓健脾去湿；大腹皮行气利湿；桔梗宣肺利膈；生姜、大枣、甘草调合脾胃，且和药性。很多老百姓会把藿香正气散误认为是清热祛暑的方子，但纵观全方，方中并无清解暑热之品。那为什么在暑伏天出现上吐下泻、头晕恶心等症状的时候，不少人喝上藿香就能明显减轻症状，甚至好转呢？仔细想想，现在的夏天，很多人会进出空调房，室外的气温在30多摄氏度，而中央空调的温度永远恒温在二十四五摄氏度，甚至更低。当我们在室外高温环境下时，毛孔都是打开的，突然进入温度相对较低的室内，寒邪则会直接侵入机体。另外，暑多夹湿，暑伏天湿气较重，如果患者脾胃功能差，就会出现寒湿中阻的泄泻，刚好与藿香正气散相合，既有在表之寒邪，又有在内之湿邪，自然服用之后能够药到病除。若是真正的暑热伤阴导致的泄泻，则应仔细辨别，另选他方，比如清暑益气汤之类。在《古今医案按》中载有滑伯仁用清暑益气汤一案："滑伯仁治一人，暑月泄泻，小便赤，四肢酸困不欲举，自汗，微热口渴，且素羸瘠。医以虚劳，将峻补之。伯仁诊视六脉虚微，曰：此东垣所谓夏月中暑，饮食劳倦，法宜服清暑益气汤，投二剂而病如失。"夏月中暑，因暑为阳邪，其性炎热，故身热、口渴、溺赤等全身热象表现突出，又因暑易伤津耗气，故可见四肢困倦不欲举、自汗等虚象。若据此判为虚劳，投以峻补之剂，则暑邪定不能清。震按此时清暑益气汤效最速，清补并用，既清热解暑又益气养阴，有邪正兼顾、标本兼治之义。

　　如泄泻暴作，腹痛急迫，泻下不爽，粪色黄褐，气味臭秽，肛门灼热者，则为湿热泄泻。常伴见身热口渴、小便短黄、苔黄腻、脉滑数或濡数等症，葛根黄芩黄连汤是治疗湿热泄泻的常用方剂。方中重用葛根为君药，既能清热解表，又能升发脾胃清阳之气而治下利；臣以黄芩、黄连，性寒能清胃肠之热，味苦能燥胃肠之湿，如此则表解里和，身热下利可止；使以甘草甘缓和中，协调诸药。很多腹泻的患者都用过黄连素片，黄连素片和中药黄连是不是一回事儿呢？黄连素片是从黄连、黄柏、三颗针等植物中提取出的一种生物碱，常用的盐酸黄连素又叫盐酸小檗碱，现代药理学研究显示：它能对抗病原微生物，对多种细菌尤其是痢疾杆菌、大肠埃希菌作用较强，常用来治疗细菌性胃肠炎、痢疾等消化道疾病，具有良好的止泻作用。中药黄连是毛茛科植物黄连或同属植物的根茎，味苦，性寒，具有清热燥湿、泻火解毒的作用，是治疗湿热泻痢的要药，临证需配伍应用。

　　食积是儿科常见的致病原因，因小儿脾胃薄弱，消化能力差，吃东西又不知饥饱，遇到自己喜欢的食物就使劲吃，所以很容易伤食。很多新手妈妈误以为食积导致的主要是便秘，因为食积壅滞于胃肠，腑气不通，故大便秘结难下，甚至由于下大便不通，郁久化热，还可伴见发热的症状。其实，除了便秘，泄泻的患者为数也不少。食积导致的泄泻，一般大便质稀，有如败卵，夹杂有不消化食物，酸馊的气味比较明显，脘腹胀满疼痛，但泻后疼痛反减，伴见嗳腐酸臭、不思饮食、苔垢浊或厚腻、脉滑等症。治疗以消食导滞为主，如保和丸。方中神曲、山楂、莱菔子消食和胃，半夏、陈皮和胃降逆，茯苓健脾祛湿，连翘清热散结。中医处方中的"焦三仙"就是指麦芽、山楂、神曲三味药，因为这三味药都有良好的消积化滞的功能，但又各有所长。焦麦芽有很好的消化淀粉类食物的作用，焦山楂善于治疗肉类或油腻过多所致的食滞，焦神曲则有助于消化米面食物。因三药炒焦后消食健脾的作用更强，故常炒焦使用。因此，三药炒焦合用，就并称为"焦三仙"，在保和丸中就是三药同用。

　　对于急性泄泻，性质属实者，治疗时是否要"见泻止泻"，尽早使用收涩止泻的药物呢？"邪气盛者为实"，早在《黄帝内经》中就已说明实证的核心是邪气盛，实者泻之，自然应选用祛邪之法。祛邪能够排除病邪对机体的侵害与干扰，达到保护正气、恢复健康的目的，故言"邪去则正安"。因此，急性泄泻切不可见泻止泻，骤用补涩之品，则有闭门留寇之弊。临床上经常看到，小朋友一旦拉肚子，爸爸妈妈就赶紧给孩子使用一些止泻的药物。其实，这时更应该注意观察，首先要看小朋友的大便情况如何，如果一天两三次，拉出来的便便是黏黏糊糊的，还能闻到一股酸臭的味道，这种情况多属于食积的；其次，还要关注小朋友的精神状态，若单纯只是大便的次数有点儿多，孩子的精神状态挺好，玩得不亦乐乎，这时候多半是不着急止泻的。因为通大便也是一种祛邪的方法，如果确为实证，反倒会因为大便通了，患儿脘腹胀满、厌食纳呆等症状能够得到好转。若食滞较重，脘腹胀满，泻而不畅者，可因势利导，根据通因通用的原则，加大黄、枳实、槟榔等药物，或用枳实导滞丸，推荡积滞，使邪有出路，达到祛邪安正的目的。若小朋友一天的大便次数显著增多，质地呈水样，闻起来没有什么臭秽的味道，孩子的精神状态也不好，蔫蔫的，这就需要根据病情加用一些止泻的药物，以免进一步耗伤气阴。

实证如此，虚证又当如何？泄泻的病位虽在大小肠，以其分清别浊和传导变化功能失职为主，但其本还在于脾胃，尤以脾虚最为关键。《古今医彻》曰："泄泻之因多端，而要以脾胃为本。脾胃者土也，处于中州，浇灌四旁，清浊以分，水谷以别，皆借此健运之能，而升降开阖，由之布化。尚何沥泻之虞哉？"若脾虚失运，清气不升，浊气不降，则可形成泄泻。一般病程较长，大便时泻时溏，迁延反复，稍进食油腻或饮食稍多，大便次数即明显增多，腹痛不甚且喜按，伴有食欲不振、食后脘闷不舒、神倦消瘦、面色萎黄、舌淡苔白、脉细弱者，多属脾虚。遇到此类型的腹泻患者，临床医生经常推荐《局方》中的参苓白术散。方中人参、白术、茯苓益气健脾渗湿为君。配伍山药、莲子肉助君药以健脾益气，兼能止泻；并用白扁豆、薏苡仁助白术、茯苓以健脾渗湿，均为臣药。更用砂仁醒脾和胃，行气化滞，是为佐药；桔梗宣肺利气，通调水道，又能载药上行，培土生金，为佐药。炙甘草健脾和中，调和诸药，为使药。综观全方，补中气，渗湿浊，行气滞，使脾气健运，湿邪得去，则诸症自除。若脾阳虚衰，阴寒内盛，症见腹中冷痛、喜温喜按、手足不温者，则可用附子理中汤以温中散寒。

慢性泄泻虽以脾虚为主，但若土虚木乘，或火不暖土，也可影响脾的运化功能，导致泄泻的发生，此时则需辨别病位在脾、在肝、在肾之不同。若泄泻反复不愈，每逢抑郁恼怒或情绪紧张之时泄泻则发作或加重，腹痛肠鸣即泻，泻后痛减，矢气频作，伴见胸胁胀闷、嗳气食少、舌淡、脉弦者，病本在肝，为木不疏土，脾失健运所致。肝属木主疏泄，脾属土主运化。正常生理情况下，脾的运化有赖于肝的疏泄，肝气的条达也有赖于脾胃化生的水谷精微的滋养，两者之间表现出木能疏土、土能养木的平衡关系。若肝太过或脾不及，都可导致肝对脾的克制太过，表现为病理情况的相乘关系。根据五行相克的原则，治疗以抑肝扶脾、调中止泻为基本大法，可选痛泻要方。本方仅四味药，白术燥湿健脾，白芍养血泻肝，陈皮理气醒脾，防风散肝舒脾，共奏调和肝脾、补脾柔肝、祛湿止泻之功效。

若黎明之前脐腹作痛，肠鸣即泻，泻下完谷，泻后即安，小腹冷痛，伴见形寒肢冷、腰膝酸软、舌淡苔白、脉细弱者，称为"五更泻"。我国古代将自黄昏至拂晓一夜间分成五个时段，用鼓打更报时，比如常说的"半夜三更"，"五更"是夜与日的交替之间，即将天明。五更泄泻多因年老体弱，肾气不足；或久病肾阳受损；或房室无度，命门火衰，火不暖土，不能助脾胃之运化以腐熟水谷，水谷不化，升降失调，清浊不分，则成泄泻。治疗重在温补脾肾、固涩止泻，中药治疗首选"四神丸"，方中重用补骨脂，补命门之火以温养脾土，为君药。肉豆蔻温中涩肠，与补骨脂相伍，既可增温肾暖脾之力，又能涩肠止泻，为臣药。吴茱萸温脾暖胃以散阴寒，五味子固肾涩肠，二者同为佐药。临证可加附子、炮姜，或合金匮肾气丸以增强温补脾肾之力。

王孟英是清代著名温病学家，被后世尊为"温病四大家"之一。在其医案中记载了许多有关泄泻的医案，在此摘录两案进行对比分析，一则进一步探讨泄泻的发病机理，再则探讨王孟英对泄泻的辨治思想及处方用药的规律，以供学习者参照。

【医案 2】

一人患晨泄有年，累治不效，而春间尤甚。孟英按其脉曰：汝虽苦泻，而泻后腹中反觉舒畅乎？曰：诚然。苟不泄泻，又胀闷减食矣。而服四神、附、桂之药，其泻必加，此曷故也？曰：此非温升补涩之证。乃肝强脾弱，木土相凌。处一方令其常服，数帖即安，后竟无此恙也。方用白术、苡仁、黄连、楝实、桂枝、茯苓、木瓜、芍药、蒺藜、橘皮而已。

【医案 3】

姚树庭，以古稀之年而患久泻，群医杂治不效，金以为不起矣。延至季秋，邀孟英决行期之早晚，非敢望愈也。孟英曰：弦象独见于右关，按之极弱，乃土虚木贼也。调治得法，犹可引年，何以遽尔束手乎？乃出从前诸方阅之，皆主温补升阳。曰：理原不背，义则未尽耳。如姜、附、肉蔻、骨脂之类，气热味辣，虽能温脏，反助肝阳。肝愈强则脾愈受戕。且辛走气，而性能通泄，与脱者收之之义大相刺谬。而鹿茸、升麻，可治气陷之泻，而非斡旋枢机之品。至熟地味厚滋阴，更非土受木克、脾失健行之所宜，纵加砂仁酒炒，终不能革其腻滑之性。方方用之，无怪乎愈服愈泻，徒借景岳穷必及肾为口实也。与异功散加山药、扁豆、莲子、乌梅、木瓜、芍药、蒺藜、石脂、余粮（扶脾抑肝，加以收摄下焦，须看其与病症针锋相对处），服之果效。恪守百日，竟得康强。越三载以他疾终。

　　读王孟英的医案会有一种茅塞顿开的感觉，他首先介绍患者的主要病痛是什么，在医案中常有关于前医误诊误判的分析论述，并能抓住关键症状进行比对分析，指出患者的病机所在，给出方药，使后世学习者更容易掌握。案2中，患者晨泻多年，前医给予四神、附、桂之温补收涩之剂，累治不效，其原因就在于医者拘泥于晨泻者必属命门火衰之证。殊不知患者虽苦泻而泻后反舒，倘若不泻，反致胀闷食少，与四神丸所治之证不符，实乃肝强脾弱、木乘土之证。案3中姚树庭，以古稀之年而患久泻，虑其年高正衰，久泻则进一步损伤正气，故用补法。孟英阅览从前医者诸方，发现皆用温补升阳之品，直言：理原不背，义则未尽耳。诊其脉弦，独见于右关，且按之极弱，乃土虚木贼之病机。两则医案，总以肝脾两脏为病变部位。肝属木，脾属土，《医碥》曰："木能疏土而脾滞以行。"在生理情况下，肝主疏泄，助脾胃运化，所以脾得肝之疏泄，则升降有序，运化健旺。在病理情况下，或因太过，或因不及，皆可导致肝木对脾土的过度克制，此即相乘关系，一因肝气太旺，肝强则脾弱，一因脾气太虚，土虚则木贼。肝旺者，胸胁满闷、脘腹胀满疼痛、吐酸水等症状更为突出；脾虚者，常伴见头晕乏力、食欲差等症，在舌脉象上也有所不同。王氏告诫后世："总宜审问详明，处方灵活，不可稍有执滞，庶不误人。"

二、便质异常

　　便质，是指大便的形状与质地。正常人大便色黄，呈圆柱状或条状，如果每天排出的是成形的软便，像香蕉一样，则说明大便是正常的。前面在讲解便次异常时，也常常提到大便质地的改变。

便秘的患者，大便干燥硬结，排出困难，甚至燥结如羊屎。

泄泻的患者，除了排便次数增多，大便的质地一般较稀，粪便含水量较多，即使勉强成形，但是用水一冲，立马就散了，严重者则呈现出水样泻。若仅表现为粪便中水分多而不成形，中医将其称为"便溏"。溏，从水，唐声，是个形声字，本义是指水池，但水池后来渐渐就写成"塘"这个字了，如池塘，"溏"则用来形容那些没有凝固的、糊状的东西。便溏，古人将其形容为鸭溏样便，就像鸡、鸭或者是鸟儿排的便，在《素问病机气宜保命集·泻论》中记载："鸭溏者，大便如水，中有少结粪者是也。"与泄泻不同，便溏者，大便次数可以没有明显的次数增多，还可以基本维持一天一两次的正常便次。便溏，强调患者大便质地的改变，大便稀、含水量多是其主要特征，提示肠道不能充分地吸收水分，对营养物质的吸收也不是很好，中医多将其病机归结为脾虚。

一般来说，脾虚所致的鸭溏样便，冲马桶的时候都比较容易，水一冲，大便就走了。但有些人排出的粪便像一堆烂泥，黏黏糊糊的，冲马桶的时候总会粘在马桶上，常需要多张手纸才能擦拭干净。这种情况，中医则多从湿论治。因湿性黏滞，"黏"即黏腻不爽，"滞"即停滞，湿邪为患，症状多具黏腻停滞的特点，如大便多黏腻不畅，还常伴见口黏、舌苔厚腻黏滑等症。

生活中，有些人会抱怨为什么自己总是吃什么拉什么，大便里面总能看到一些不消化的食物，这就是中医常说的"完谷不化"，是指大便中含有较多未消化的食物，通常患者的大便偏稀，甚至大便的次数也偏多。为什么会出现这种情况呢？打个不太恰当的比方，这就好比日常生活中做饭，锅里加了米，放好了水，结果电饭锅的按键却没有按下去，相当于做饭没有开火。结果开饭时发现水还是水，米还是米。对应到人体，脾主运化，把饮食水谷转化为精微物质，再将其布散至全身。脾的运化功能要想正常发挥，就需要有脾阳的温煦。脾阳的温煦，就相当于给电饭锅接通电源，做饭开火。若脾阳不足，一方面不能温运水谷，则饮食水谷难以消化；另一方面脾以升为健，如果上升不及，反而下陷，就可以看到不消化的食物从大便中排出，即完谷不化的现象。因脾失健运，常伴见面色淡白无华或萎黄、神疲倦怠、形体消瘦等脾虚见症；又因阳虚则寒，故患者平素怕冷比较明显，腹部、手脚经常是凉的，另外，稍进食一些生冷、油腻的食物，大便的症状则明显加重，平时可服用附子理中丸等中成药以温阳健脾。若肾阳虚衰，命门之火不能温煦脾土，致脾胃阳虚，不能运化水谷，亦可见完谷不化，故五更泻的患者多伴见完谷不化的症状。

有些人的大便表现出这几天质地干硬，排出困难，好几天才能上一次厕所，而过两天却变成一天上两三次厕所，大便质地也偏稀，这种情况就称为溏结不调。溏，强调大便质地稀；结，强调大便质地干硬。溏结不调，是指大便时干时稀，中医认为多属肝脾不调，因肝失疏泄，影响脾的运化所致。另外，还有些人的大便也是有干有稀，但和上面所说的情况却不完全相同，主要表现为大便先干后溏，大便前头上那一截是干的，排得很费劲，但只要把头上那一截排出来，后面的大便就都是稀的，这种情况与肝的关系不大，主要还是脾胃气虚所致。因脾虚运化无力，大肠传导不畅则便结，脾虚水湿不化则便溏。

便血也是临床上较为常见的症状，是指血液从肛门排出体外，或便中带血，或便血相混，或便后滴血，或便下全血。便血多因胃、肠脉络受损所致，应注意询问便血的颜色及质地，重点判断出血的位置，推断可能导致出血的原因。若便黑如柏油，或便血紫暗，多提示出血部位较高，距肛门、直肠位置相对较远，血液在肠道内停留的时间较长，比如上消化道出血。若出血的颜色鲜红，表现为大便前后滴出，或者是血液附着在大便表面排出，往往提示出血的部位较低，多在肛门、直肠附近，如痔疮、肛裂等。若大便中夹杂有脓血黏液，则多见于痢疾，常因湿热积滞蕴结肠道，脉络受损，气血瘀滞所致。

【医案4】

张某，男，50岁。大便下血，时发时止，历四五年。近期发作甚剧，血色鲜而量多，五六次肛门坠脱，头晕眼黑，气短心悸，食不甘味，面色苍白，身疲，神倦，脉微无力，经过二月余。此症为直肠肛门出血，或因内痔发展所致。乃身体素亏，气血运行不周，胃肠郁热，大便时常燥结，粪毒无由排泄，迫血下行，瘀潴肠内，灌注既满，一泻而下，暂时出血，血止不久，复瘀又倾，如此循环不已，一若瘘管形成，是以数年间时发时止所由来也。若不标本兼顾，仍虑不免再发，急以止血清热、补中益气之品为治。别植参二钱煎浓汁分两次兑服，炙黄芪六钱，白术三钱，杭白芍三钱（柴胡一钱半同炒），黑升麻一钱，黑芥穗二钱，炒地榆三钱，炒槐米三钱，广皮炭二钱，当归身三钱，黑山栀二钱，炒枳壳二钱，陈阿胶三钱（另溶分两次兑服），炙甘草一钱半。

二诊：服三剂，血止，大便已复正常，日一次，头晕心悸，气短目黑，面色苍白如旧。亟需调补，继续常服，以防复发。吉林参三钱另煎浓汁分两次兑服，野于术三钱，云茯苓神各三钱，山萸肉（炒）三钱，龙眼肉五钱，当归身三钱，大熟地三钱，淮山药五钱，炙绵芪八钱，远志（炒）三钱，广木香一钱，鹿角胶三钱（另溶分两次兑服），五味子（打）三钱，炙甘草一钱。

本案选自施稚墨等整理发表于《中医杂志》1958 年第 5 期的《施今墨医案》中便血案。患者张某近期大便下血，血色鲜红而量多，可知出血位置相对较低，施老辨其为直肠肛门出血，或因内痔发展而成。导致出血的原因，除外伤损伤脉络导致的出血外，中医主要从气虚不摄，血液外溢；血分有热，迫血妄行；以及瘀血内阻，血不归经等几个方面来认识。故对于出血病症，有治火、治气、治血三原则。《景岳全书·血证》曰："凡治血证，须知其要，而血动之由，惟火惟气耳。故察火者但察其有火无火，察气者但察其气虚气实。知此四者而得其所以，则治血之法无余义矣。"治火者，应根据虚实的不同，实火当清热泻火，虚火当滋阴降火；因气为血帅，故"治血必先理气"（《医贯·血症论》），实证当清气降气，虚证当补气益气。《血证论》曰："存得一分血，便保得一分命。"出血病症，要想达到止血的目的，就必须谨守病机、辨证论治，选用适合的止血药，凉血止血、收敛止血或活血止血等。本案患者一察有火，乃胃肠郁热，故应以止血清热为要，方中选用地榆、槐花等凉血止血药。然张某大便下血已有四五年之久，时发时止，数伤其气血，症见肛门坠脱、头晕眼黑、气短心悸、纳食呆滞、面色苍白、身疲、神倦、脉微无力等症，二察其气虚，且以后天脾气亏虚、升清之力不足为主。施老言：若不标本兼顾，仍虑不免再发。

故除止血清热外，还以补中益气之品为治，扶正与祛邪兼顾，三剂血止。然血止后正气仍未复，虚象仍在，故继续调补，经常服用，防其复发。

三、排便感异常

正常人排便顺畅，没有明显的异常感觉，若排便时出现各种不适的感觉，如肛门灼热、排便有滞涩难尽的感觉等，则属异常，这对临床辨别病证的性质也具有重要的参考意义。

肛门灼热，灼有"烧"的意思，《说文》解释："灼，炙也"，故灼热形容像被火烧着、烫着一样热的感觉。肛门灼热，则指排便时肛门有灼热不适的感觉。多因大肠湿热下注，或大肠郁热，下迫直肠所致，常见于湿热泄泻或湿热痢疾。

里急后重是痢疾的主症之一，是指腹痛窘迫，时时欲便，肛门重坠，便出不爽之感。"里急"是形容腹部疼痛窘迫，便意很强，迫切地想要一泄为快，"后重"则形容大便到肛门口，重坠感明显，但是却无便排出或者排出后仍有排不尽的感觉。多因湿热内阻，肠道气滞所致。

排便不爽，是指排便不通畅，有滞涩难尽之感。不爽，即不畅快，说明肠道气机运行不畅。若腹痛，泻下黄糜，黏滞不爽，属大肠湿热，因湿热蕴结，肠道气机传导不畅所致。若腹痛腹泻而排出不爽，兼腹胀矢气者，属肝郁乘脾，因肝气犯脾，肠道气滞所致。若便泄不爽，夹有未消化食物，酸腐臭秽难闻，泻后腹痛减轻者，则属伤食，因食滞胃肠，气机不畅所致。

滑泻失禁，即大便失禁，是指大便不能控制，从肛门流出不能自止，甚则便出而不自知。中医用"滑泻失禁"似乎更加形象，"滑"能更清楚地表达那种很光滑，滑溜溜，完全不受控制的感觉。《杂病源流犀烛·泄泻源流》曰："滑泄，其泄不禁，泻久不止，大孔（肛门）如竹筒，日夜无度。"多因脾肾虚衰，肛门失约所致，常见于久病体虚、年老体衰，或久泻不愈的患者。若新病腹泻势急而大便未能控制，或神志昏迷而大便自行流出者，虽亦为肛门失约，但为热迫大肠，或神失所主而致。

肛门气坠，指自觉肛门有下坠感，甚者可伴脱肛，常于劳累或排便后加重。多属脾虚中气下陷，常见于久泻或久痢不愈的患者。

第二节 问小便

尿液，是人体津液代谢的最终产物之一。人体津液的生成、输布和排泄，是一个涉及多个脏腑一系列生理活动的复杂过程。《素问·经脉别论》将其概括为："饮入于胃，游溢精气，上输于脾，脾气散精，上归于肺，通调水道，下输膀胱，水精四布，五经并行。"饮食入胃，通过胃受纳腐熟、游溢精气，小肠主液、泌别清浊和大肠主津，吸收饮食中的水分和营养，再依赖脾的运化功能而生成津液。津液的输布主要依靠脾、肺、肾、肝和三焦等脏腑生理功能的综合作用，将津液布散至全身，发挥其滋养濡润机体的作用。津液的排泄与输布一样，也主要依赖于肺、脾、肾等脏腑的协同作用。小便的排泄，虽直接由膀胱所主，《素问·灵兰秘典论》曰："膀胱者，州都之官，津液藏焉，气化则能出矣"，但与肾的气化、脾的运化转输、肺的肃降和三焦的通利等密不可分，尤以肾为最。代谢后的浊液下归于肾，经肾气的蒸化作用，升清降浊，清者回流体内，重新参与水液代谢，浊者下输于膀胱，变成尿液，由膀胱贮存，通过肾气的推动与调节，使膀胱开阖有度，尿液则得以从尿道口正常排出体外。因此，当脏腑功能失职，膀胱开阖无权时，既可以出现像小便不利或癃闭这样尿液排不出来的情况，又可以出现如尿频、尿急、遗尿、小便不禁等尿液收不住的病症。因此，医生通过询问了解患者小便的尿量、尿次、排尿感觉等方面有无异常变化，就可诊察体内津液的盈亏和有关脏腑的气化功能是否正常。

一、尿次异常

一般情况下，正常成年人白天排尿 3~5 次，有的人晚上有起夜的习惯，有的则一觉睡到天亮，所以夜间排尿大概 0~1 次。当然，在生理情况下，尿次的多少常受到饮水量的多少、周围环境气温的高低、出汗的情况以及年龄等多种因素的影响。假如今天相对比较空闲，与朋友品茗畅谈，水一杯接着一杯，自然上厕所就比较频繁，小便次数增加；倘若事物繁忙，跑了一上午连一口水也没有喝，那自然尿的次数就比较少。再如，剧烈运动后大量汗出，体内水液以汗的形式排出体外，排尿也会相对减少，这也是人体缺水的一种表现，提醒我们要及时给身体补充水分。生活中，老年人由于肾气渐衰，与年轻时比起来，厕所去得略频，晚上起夜次数也有所增多。另外，女性在怀孕后，尤其是妊娠晚期，因子宫压迫膀胱也可引起排尿次数增加，这些都是正常的生理现象。在疾病情况下，排尿的次数变化大体可概括为尿次增多和减少两种。临床询问时，应注意详细区分日间排尿次数和夜间排尿次数，并结合尿量的多少加以判断。

小便次数增多，也称为"小便频数"，是指排尿次数增多，时欲小便。频数，有次数多而接连不断的意思，尿频的患者一般尿意很浓，一趟接着一趟地上厕所。很多人一听到尿频就会误以为"肾虚"，其实引起小便次数增多的原因有很多，辨证时应格外注意每次小便的尿量变化。若新病小便频数，上厕所的次数显著增多，伴随尿意急迫，时时欲便，也就是说一有尿意就迫不及待需要排尿，但每次的尿量却很少，颜色较深，且排尿时常有疼痛不适的感觉，习惯上将其描述为尿频、尿急、尿痛，多属膀胱湿热，气化失职所致。尤以淋证最为常见，大体相当于西医学的泌尿系感染等疾病。若久病小便频数，且每次上厕所尿量也不少，色清，夜间尤甚，多伴有腰膝酸软、舌淡苔薄、畏寒怕冷、脉沉细等症状，多因肾阳不足，肾气不固，膀胱失约所致。这种一般不会有尿急、尿痛的症状。

【医案 5】

蒋某某，女，38 岁，已婚。1997 年 7 月 24 日初诊。4 年前因尿频、尿急、尿痛，尿常规见红、白细胞，曾用抗菌药物治疗，临床症状时好时作，反复不愈。临诊腰酸，腹胀，纳寐尚可，镜下见尿 WBC 4~8 个 / 高倍视野，RBC 1~2 个 / 高倍视野，苔薄黄质偏红，脉细数。

辨证：膀胱湿热未清，肾气亏损。

治则治法：攻补兼施，补肾通淋。

方药：知柏地黄丸合八正散加减。生地 10g，续断 15g，当归 10g，枳实 10g，石韦 30g，地锦草 30g，黄柏 10g，车前子 15g，青皮、陈皮各 6g，生甘草 4g，滑石（包）10g。

复诊1：1997年7月31日~8月19日。腹胀好转，但腰酸依旧，劳累加剧，需要用腰托。B超提示：右肾下垂3.5cm。尿检：WBC 2~4个/高倍视野，RBC 1~2个/高倍视野。苔薄脉细。肾气下陷，补肾升陷，佐以清热通淋。升麻10g，柴胡6g，生地10g，续断15g，当归10g，枳实10g，石韦30g，地锦草30g，黄柏10g，车前子15g，生甘草4g，滑石（包）10g，青皮、陈皮（各）6g。

复诊2：1997年8月20日~9月18日。腰酸见好，去腰托后无不适，尿检正常，苔薄脉细。上方见效。

复诊3：1997年9月19日~1998年1月8日。病情稳定，尿检持续阴性。苔薄脉细。原方巩固。

备注：在治疗期间用诺氟沙星、可乐比妥，各服1周交替循环使用3个月。

半年后随访，尿检阴性。

本案乃沈自尹先生诊疗慢性尿路感染案，属中医"淋证"的范畴。沈老1952年毕业于上海医科大学医疗系本科，非中医科班出身，后师从著名老中医姜春华教授，积极探索中西医结合之路。沈老认为应充分发挥中西医各自特长，取长补短。一方面利用西医抗菌药物优势，积极控制炎症；另一方面利用中医整体调节特长。本案患者蒋某，尿频、尿急、尿痛反复发作，乃因湿热蕴结下焦，久淋不愈，耗损肾气所致。沈老治疗主张以攻补兼施为原则，采用补肾通淋方法。患者除泌尿系症状外，腰酸明显，劳累后加重，甚至需要用腰托。中医认为腰为肾之府，故在治则上以补肾为主，佐以清热利湿之品，用生地、续断补肾，用地锦草、石韦、滑石、车前草、生甘草等清热通淋。复诊时B超提示：右肾下垂，陷者宜升，在补肾的基础上加升麻、柴胡提升之品，类补中益气汤升举之意，使气升水降则小便自利。

另外，精神心理因素也可导致尿频的发生。例如有意识地憋尿，或由紧张的情境刺激而引发尿意，越想憋住尿越感觉难以忍受，越紧张反应越强烈。倘若偶尔一次，则属于正常生理应激反应。倘若因此而引起格外关注，恶性循环，则属于疾病状态，西医学称其为神经性尿频。儿童多见，尤以学龄前儿童高发。主要表现为日间尿频、尿急，但排尿并不伴有疼痛不适感，且昼夜总尿量没有增多，入睡后症状可减轻或消失。中医可从脾肾不足、湿热下注、阴虚内热等角度辨证论治。

小便次数减少，是指排尿次数减少或排尿困难，甚至小便不通。中医最具代表性的疾病是癃闭。癃闭是以排尿困难，全日总尿量明显减少，小便点滴而出，甚则闭塞不通为临床特征的一种病证。其中，小便不畅，点滴而出，病势较缓者称为"癃"；小便不通，点滴不出，病势较急者称为"闭"。癃和闭虽有区别，但都以排尿困难为主要表现，只是在轻重程度上有所不同，因此临床上多统称为癃闭，大体类似于西医学中各种原因引起的尿潴留及无尿。本病主要由肾与膀胱的气化不利所致，也与三焦、肺、脾、肝等脏腑的功能失常密切相关。癃闭的病机有虚实之分，临床上应结合其伴随症状，详辨虚实。因肾之阳气不足，无力气化，津液内停，或脾气虚弱，失于升清降浊，而致开阖失司者，多属虚证；若因湿热蕴结膀胱，或肺热气壅，或瘀血、结石阻塞下焦而致者，多属实证。根据"六腑以通为用"的基本原则，治疗以通利小便为主。但这里的"通"和治疗便秘的"通"同义，不是简单的利小便，而是要辨证以分虚实，实证清湿热，散瘀结，利气机而通利水道，虚证补脾肾，助气化而小便自通。临床上根据"急则治其标"的原则，若患者小腹胀急，小便点滴不下，内服药物难以短时间内取效时，可配合导尿或针灸以急通小便。早在唐代孙思邈的《备急千金要方·膀胱腑》中就详细记述了葱管导尿的方法："小便不通……以葱叶除尖头，纳阴茎孔中深三寸，微用口吹之，胞胀，津液大通，便愈。"淋证和癃闭，均有排尿困难、每次小便短涩量少等症，两者非常相似，但淋证排尿时疼痛，虽每次尿量减少，但尿次频多，故每日小便总量基本正常；而癃闭排尿时不痛，每日小便总量远远低于正常，甚至无尿排出，两者需加以鉴别。

二、尿量异常

在一般情况下，正常人 24 小时尿量为 1000~2000ml。与尿次相同，正常尿量的变化范围也非常大，同样受饮水、气温、汗出、年龄等生理性因素的影响。在疾病情况下，每昼夜的尿量可显著增多或减少，甚至无尿。对于尿量的多少，中医学没有明确的数值界定，临床上可参照西医《诊断学》的相关值进行判定。如24小时尿量超过2500ml，则为多尿；如24小时尿量少于400ml，或每小时尿量小于17ml，则为少尿；如24小时尿量少于100ml，或者12小时全无尿，则为无尿。

尿量增多，是指尿次、尿量皆明显超过正常量次。如小便清长量多，伴形寒肢冷者，多属虚寒证，因阳虚气化无力，气不化津所致。如多尿而伴多饮、多食、消瘦疲乏者，为消渴病。如《诸病源候论·消渴》中所云："消渴者，渴不止，小便多是也。"

尿量减少，是指尿次、尿量皆明显少于正常量次。如尿少而色黄，多属热证，因热盛伤津或汗吐下太过耗伤津液所致，可见于热邪炽盛的实热证，亦可见于阴液不足的虚热证。如尿少浮肿者，为肺、脾、肾功能失常，气化不利，水湿内停所致。

三、排尿感异常

正常人在排尿时无明显不适的感觉，若患者在排尿时伴随出现滞涩疼痛或淋沥失控等各种不适的感觉，则属异常。临床上常见的排尿异常感主要包括小便涩痛、余沥不尽、小便失禁和遗尿，这些异常的感觉对辨别病证的性质具有重要意义。

小便涩痛，"涩，不滑也"（《说文》），是指小便排出淋沥不畅，排尿时患者自觉耻骨上区、会阴部和尿道内疼痛，常见于淋证。隋代巢元方《诸病源候论》将淋证的病机概括为："诸淋者，由肾虚而膀胱热故也。"临床上尤以膀胱湿热最为常见。或因过食肥甘厚味、辛辣炙煿之品，或因嗜酒成癖，酿生湿热，下注膀胱；也可因下阴不洁，湿热秽浊之邪侵入膀胱所致。湿热蕴结下焦，膀胱气化不利，故小便频急短涩，尿道灼热疼痛；若湿热下注膀胱，血热妄行，则尿血；若湿热下注膀胱，日久煎熬尿液，结成砂石，则小便夹有砂石，或排尿时突然中断，绞痛难忍，常伴有少腹拘急或腰腹绞痛等症；若湿热蕴结，膀胱气化不利，清浊不分，则小便浑浊如泔浆。治疗以清热利湿为主，临证可结合不同的病症表现辨证施治，如血淋宜凉血止血，方选小蓟饮子；膏淋重在分清别浊，方选萆薢分清饮；石淋以排石通淋为主，方选三金汤。

在肾气的激发和固摄作用下，膀胱开阖有度，则小便正常。而余沥不尽、遗尿、小便失禁的表现虽然不同，但都属膀胱失约，表现在"阖"的方面出了问题，中医多从肾气不固来论。余沥不尽，是指小便之后仍有少量的尿液点滴不尽，又称尿后余沥。小便失禁，即尿失禁，是指小便不能随意控制而自行遗出。若患者在神志清醒的情况下小便失控，则多因肾气不足，下元不固，或下焦虚寒，膀胱失煦，不能制约水液所致。若神昏而小便自遗者，则属危重证候。遗尿，是指睡眠中小便自行排出，俗称尿床。在婴幼儿时期，由于形体发育未全，脏腑娇嫩，"肾常虚"，小儿排尿的自控能力尚未形成；学龄前儿童也常因白天游戏玩耍过度，夜晚熟睡不醒，偶然发生遗尿，这都非病态。若是3岁以上的小儿不能自主控制排尿，经常睡中小便自遗，醒后方觉，则属病证。《灵枢·九针》曰："膀胱不约为遗溺"，明确指出遗尿是由于膀胱失约所致，其中尤以肾气不足为多见。其实，除了孩子，很多老年人也会出现尿床的情况，伴随老年人年龄的增长，脏腑功能逐渐减退，肾气渐亏，膀胱失约，也会出现尿床的现象。引发老年人尿床的原因复杂多样，如尿路感染疾病、药物、心理因素、精神疾病、脊髓疾病以及膀胱病症等，由于老年人基础病相对较多，所以临床要注意鉴别。

四、小便质地、颜色变化

正常小便的颜色淡黄而清亮，无浑浊和沉淀，无特殊气味，晨尿颜色相对较深，尿骚味也相对较重。之前曾经做过一项临床调查，问卷条目中涉及小便颜色的内容，其中设置了一个备选项——色黄。病例收回来以后，发现绝大多数受访者均选择了色黄，这与依据小便颜色判断病证属性的设计初衷存在较大的出入，原想小便短黄者可判断为热证。后随机抽取部分病人进行核实，发现：有的小便颜色其实是淡黄色，但也选了黄色，这其实属于正常的情况。后期在正式试验时，就将调查表重新做了调整。

临床上，小便清长（长有多之意，清则强调小便的颜色和质地）若与尿频、尿量增多并见，同时伴见形寒肢冷等症，属虚寒证，多因阳虚气化无力，气不化津所致。小便短黄（短有少之意，黄则强调颜色较正常尿液的颜色深、浓），可辨其为热证，多因热盛伤津或汗吐下而津亏所致。若尿中带血，尿色因之而淡红、鲜红、红赤，甚或夹杂血块，或虽肉眼观察尿色正常，但经显微镜检，每高倍视野内有 3 个以上的红细胞，则均属尿血，多因下焦热盛或阴虚火旺，热伤血络，或脾肾不固，统血无力所致。若湿热内蕴膀胱，煎熬津液，日久结为砂石，则可见尿液浑浊，尿中夹有砂石，相当于西医学的泌尿系结石等，常伴见小便艰涩，或排尿时突然中断，尿道刺痛窘迫等症，可用石韦散清热利尿、通淋排石。若小便浑浊如米泔水或如脂膏，见于尿浊、膏淋，或因脾肾虚衰，固摄无力，或因下焦湿热，气化不行，清浊不分并趋于下所致。

　　男女有别，女性在脏器上有胞宫，排出月经和孕育胎儿是女性独有的生理特点，《素问·上古天真论》曰：女子"二七而天癸至，任脉通，太冲脉盛，月事以时下，故有子"。自然女性在病理上也会产生经、带、胎、产、乳等特有的疾病，早在先秦时期就有专门治疗妇产科疾病的"带下医"，《史记·扁鹊仓公列传》记载："扁鹊名闻天下。过邯郸，闻贵妇人，即为带下医。"药王孙思邈更在其所著《千金要方》一书中，单列"妇人方"于卷首，并解释说："妇人之别有方者，以其胎妊、生产、崩伤之异故也……所以妇人别立方也。"因此，临床上对于女性患者，尤应注意询问其月经、带下、妊娠、产育等方面的情况。由于妊娠、产育的问题，更多在产科中专门讨论，而月经、带下的异常，不仅是妇科常见疾病，也是全身病理变化的反映。故清代陈修园在《医学实在易》中对"十问歌"加以补充，提到"妇人尤必问经期，迟速闭崩皆可见"。所以，只要就诊患者为女性，即使寻求诊治的不是妇科疾病，一般也要重点询问患者月经、带下的情况，作为临床辨病、辨证的依据。

第一节　月经异常

　　月经是指发育成熟的健康女性，胞宫规律性、周期性出血的生理现象。因为它犹如月亮的盈亏，海潮的涨落，每月一次，信而有期，故又称为月事、月信、月汛、月水。明代李时珍曾说："女子，阴类也，以血为主，其血上应太阴，下应海潮。月有盈亏，潮有朝夕，月事一月一行，与之相符，故谓之月水、月信、月经。"

月经并不是伴随女性一生的生理现象，健康女性月经第一次来潮，称为初潮，一般出现在 14 岁左右。随着社会经济的发展，人们膳食结构的改变，我国女童青春期发育呈现出提前的趋势，基于中国健康与营养调查（China Health and Nutrition Survey，CHNS）数据显示，初潮年龄由 1979 年的 13.5 岁提前到 2011 年的 12.4 岁。我读初中的时候，1995 年前后，曾协助校医老师做过班级的体检记录，记得初一时班上很多女生月经还没来，月经初潮比较集中的时间是初二，年龄大概在十四岁。而现在我在门诊遇到十一二岁因为月经问题来就诊的小患者，也会了解一下与她们同龄孩子月经来潮的情况，大多时候得到的回答是：六年级的女孩子来月经的大概能占班里女生 1/3 到一半的比例。从身边的实际情况来看，也印证了我国女性月经初潮年龄有所提前的这一现状。

月经既然不是伴随女性一生的现象，有来的时候就有走的时候。第一次月经来潮称为"初潮"，妇女一生中的最后一次月经则称为"绝经"。绝经的具体时间往往需要回顾才能确定，因为在围绝经期阶段月经紊乱可谓常态，很多人月经停闭半年多又来了，在临床上一般以停经 1 年以上作为判定绝经的标准。同样在《素问·上古天真论》中提到：女子"七七，任脉虚，太冲脉衰少，天癸竭，地道不通，故形坏而无子也"。七七四九，我国女性绝经的平均年龄大多在 49 岁左右，一般在 45~55 岁之间。因此，临床上对于青春期的女孩子，问诊要注意询问月经是否来潮。刚来月经的青春期女孩，由于卵巢功能尚不稳定，所以月经有可能不是很规律，有的表现为月经初潮后会间隔数月、半年或更长时间，才来第二次月经，这种情况一般会在 2 年左右逐渐变得规律。对于 50 岁左右的女性，应该重点询问有关绝经的相关情况。围绝经期作为女性一个特殊的生理阶段，伴随卵巢功能逐渐衰退，雌激素水平下降，会出现一系列躯体及精神心理症状，包括月经紊乱、潮热汗出等血管舒缩症状，心悸、眩晕、头痛、失眠、耳鸣等自主神经失调症状，以及激动易怒、焦虑不安或情绪低落、抑郁、不能自我控制等精神心理症状。绝经后，则易并发动脉粥样硬化、冠心病等心血管疾病以及骨质疏松等疾病，老年痴呆症的发生率也显著上升。

女性从初潮到绝经，除外妊娠、哺乳等特殊阶段，月经都应如期而至，所以需要重点询问月经的期、量、色、质及伴随症状等有关情况，以期诊察相关脏腑的功能，判断气血的盛衰及运行。这里先明确一些基本概念。

月经周期，即两次月经第一天的间隔时间，一般大多在 28 天左右，提前或延后 7 日以内均属正常范围。周期长短往往因人而异，有的人就是 25 天左右的月经周期，有的人则是 35 天左右行经一次，只要具有一定的规律性，都属于正常。另外，中医尚有"并月""季经""避年"等说法，其中月经习惯两月一至者，称为"并月"；三月一至者，称为"居经"或"季经"；一年一行者，称为"避年"；终生不行经且能受孕者，则称为"暗经"。月经的周期，有时还会受到地域环境变化的影响。我在读书的时候，就有一个很要好的同学，家是青海的，在家的时候月经周期是 28 天左右，很规律，但是一到学校（北京），月经周期就变成 25 天左右，也很规律。很多女性由于工作、学习等原因，更换地方后，月经就有可能提前或者推后，偶尔一次一般不作疾病论治，可嘱其进一步观察下次月经行经时间。另外，情绪的波动也可能对月经周期造成一定的影响。比如有些女生突然跟男朋友吵架，本来该来月经却没来，若负性情绪持续，甚至可以好几个月都不来月经，出现闭经的情况。在门诊，每年高考一结束，很多妈妈就会带着高三的女孩儿来调月经。孩子们由于课业负担重，学习压力大，睡眠时间不足，加之情绪高度紧张，就很容易出现月经紊乱的情况。

经期，是指每次行经持续时间，一般为 3~7 天。临床问诊时，患者经常会把月经周期和行经期这两个概念混淆。经量，是指经期排出的血量，一般为 50~100ml。实际上，经量是不太好用数字量化的一个指标。有时在科研过程中，项目组会要求受试对象使用同一规格的卫生巾，通过标记经血浸透的范围来估计经量的多少。但在临床工作中，由于更换卫生巾的频率、习惯以及所使用卫生巾的规格等因人而异，所以估计的量出入相对比较大，只能作为一个参照。如果是以经量变化来就诊的患者，往往在月经量上有显著的变化，医生可以询问患者近期与既往经量的对比情况，患者多半能告知是减少还是增多，给出一个明确的答案。医生还可以通过行经天数的长短，来估计和判断月经量的情况。比如既往行经 5 天，现在 2 天就干净了，说明量可能显著减少。经色，是指月经的颜色，正常经色正红。经质，是指经血的质地，正常经血应是不稀不稠，不夹杂血块，也无特殊气味。正常经期一般无明显不适的感觉，仅部分女性在经前和经期有轻微的腰酸、小腹发胀、情绪变化等。

为了更好地判断患者就诊当下属于月经的哪个阶段，推断下次月经可能来潮的时间，还需询问患者末次月经的具体时间。所谓末次指的是最近一次月经，一般多记录月经来潮第一天的时间。对于月经周期不是很规律的患者，还需要继续向前询问末次月经前一次甚至再往前的月经来潮时间，以帮助判断月经周期的具体情况。当然，对于妊娠妇女，还可以根据末次月经的时间来推断妊娠周数和预产期的时间。

由于月经的形成与肾、肝、脾、胞宫、冲任两脉及气血等关系十分密切，所以询问月经的有关情况，不仅反映的是生殖器局部的问题，还可以判断机体脏腑的功能及气血的盛衰，故言"妇女尤必问经期"。因此，问月经应注意详细询问了解患者月经的周期，行经的天数，月经的量、色、质，经期前后的症状以及末次月经的时间等，青春期的女孩还需询问月经初潮年龄，绝经后的女性则需询问绝经的年龄等。

一、周期、经期异常

（一）月经先期

月经周期提前八九天以上，并连续提前 2 个月经周期以上者，称为月经先期。如果只是提前三五天，或偶尔提前一次，下次仍如期而至，并没有其他明显不适反应者，均不作"月经先期"论治，往往嘱其观察下次月经情况。月经周期提前，是指本来不该出血的时候出血了，可以将其理解为异常出血的病证。回想一下，中医是如何认识异常出血的呢？

中医认为导致异常出血的原因，大体可归为三类：①气虚不能摄血；②热迫血妄行，当然，这里的热既可以是火热炽盛的实热，也可以是阴虚有热的虚热；③瘀血内阻，血不归经。

"人身之生，总之以气统血"（《血证论·脏腑病机论》），气的固摄作用能使血液正常循行于脉道之中而不逸于脉外。气统血，首先强调脾气的作用，"诸血皆统于脾"（《类证治裁》）。脾为气血运行上下的总枢，其气上输心肺，下达肝肾，外灌溉四旁，充溢肌肤，所谓居中央而畅四方，血即随之运行不息。若体质素虚，饮食失节，思虑过度，耗损脾气，脾不统血，致冲任不固，经血妄行，则见月经提前。另外，"冲任之本在肾"，若青春期肾气未充，或绝经前后肾气渐衰，或多次流产损伤肾气，肾气不足，冲任不固，亦可见月经提前。两者均属于虚证，前者责之于后天脾气，多伴见月经色淡质稀、神疲肢倦、气短懒言、小腹空坠、纳少便溏、舌淡红、苔薄白、脉缓弱等症，尤以生育期的妇女为多见。后者责之于先天肾气，多伴见月经量少、色淡暗、质清稀、腰酸腿软、头晕耳鸣、小便频数、面色晦暗或有暗斑、舌淡暗、苔薄白、脉沉细等症，尤以青春期或绝经前后的女性为多见。

热入血脉，使血行加速，脉络扩张，若火热扰动血海，迫血妄行，血溢脉外，则可致月经提前。引起血热的病机又有虚实两端。实火者，多源于阳气有余，或因邪郁化火，或因嗜食辛辣，或过服辛热助阳之品，或因五志化火，以致火热炽盛，扰动血海，冲任不固，经血妄行，则不当至而至，月经提前。虚火者，多因素体阴虚，或久病失养，或多产房劳耗伤阴血，精亏血少，阴液亏虚，以致虚热内生，热扰血海，冲任不固，经血妄行，临床也可见月经提前。一般来说，实火者，多病势急速，病程较短，月经提前，出血量多，色深红，质黏稠，伴见便秘溲赤、舌红苔黄、脉滑数等实热见症。虚火者，多病势缓慢，病程较长，其临床主要特征为五心烦热、午后颧红、失眠盗汗、口燥咽干、眩晕、耳鸣、舌红少苔、脉细数等。

瘀血，中医学认为也是导致出血的常见病机之一。瘀血是体内血液停积而形成的病理产物，瘀血不去，新血不得归经，故致出血淋沥不止。作为继发性的病理产物，导致瘀血的原因有很多。从"气"的层面来分析，一为气虚，气行则血行，气虚则运血无力，血行迟滞而致瘀；或因气虚不能统摄血液，血溢脉外而成离经之血，亦为瘀，此乃因虚致瘀。二为气滞，气行则血行，气滞则血瘀。如因情志抑郁，气机不畅，则会造成血液运行不畅，形成瘀血。从"寒热"层面来分析，血得温则行，得寒则凝。感受外寒，或阴寒内盛，使血液凝涩，运行不畅，则成瘀血。寒凝血瘀好理解。

但热同样也可以导致血瘀。一则热入营血，血热互结，煎灼血中津液，致使血液黏稠，运行不畅而成瘀；二则热灼脉络，迫血妄行，血溢于局部而不外散，亦可导致瘀血。所以，寒热伤及血脉均可致瘀。瘀血导致的出血，往往可见经色紫暗，夹杂有血块，经行小腹胀痛拒按，舌暗，脉涩等症。但在治疗时，辨清"瘀血"往往还不够，还需要进一步分清到底是什么原因导致瘀血的形成，治病必求其本，这样治疗才更具针对性。

（二）月经后期

若月经周期延后八九天以上，甚至四五十天一行，并连续错后2个月经周期以上者，称为月经后期。同样，如果仅是推后三五天，或偶尔延后一次，下次月经又恢复到正常周期，且没有明显的其他不适表现，也不构成"月经后期"的诊断。另外在临床上要格外注意，见到月经推后的育龄期女性，首先要考虑是否妊娠的问题。

中医学认为，女子以血为本，月经来潮是血海充盈、满而自溢的现象。若血液的生成不足，或耗损太过，导致血海空虚，不能按时蓄溢，则可致经血不能如期而至。血液的化生是在多个脏腑的共同作用下完成的，其中先天肾与后天脾的功能尤为重要。《灵枢·决气》云："中焦受气取汁，变化而赤，是谓血"，胃主受纳，脾主运化，脾胃为后天之本、气血生化之源，若脾胃亏虚，水谷精微生成不足，则后天生血乏源。肾中所藏的精是生成血液的原始物质，精血同源而互化。《诸病源候论》曰："肾藏精，精者，血之所成也。"若因产孕过多、房事不节等耗伤肾精，则可致精亏血虚。导致血液耗损太过的原因，一方面是可以看得见的出血，比如短时间内大量的出血，或者长期反复的慢性失血，均可使体内血液大量丢失，若新血不能及时生成和补充，则可导致血虚。另一方面则是看不见的耗血，如久病、大病之后，或劳神太过，暗耗阴血；或因虫积肠道等耗损营血等。上述原因均可致精亏血耗，而使月经周期推后，不能如期而至。

经血不能如期而至，还有一个重要的原因是"不通"，或因气滞，或因寒凝，或为血瘀，或为痰阻。

情志不遂可导致脏腑气机失调，尤其中年女性，上有老下有小，需要担当多重角色，处理复杂的关系，情绪易于波动，肝气易于郁结，气机郁滞，血行不畅，冲任受阻，血海不能按期满溢而发为月经后期。《普济方·妇人诸疾门》谓："妇人室女以肝气为主，盖肝乃血之府库，肝既受病，经候衍期，或多或少，或闭断不通。"治疗以理气行滞，活血调经为主。

或因过食生冷，或因淋雨涉水、坐卧湿地，寒邪客于冲任，血为寒凝，运行迟滞，血海不能按时满溢，遂致经行错后。临床上，我遇到过这样一位患者，她对我说："大夫，我这次月经往后推了十多天，但用试纸测了也没有怀孕。"一番询问之后，得知：她前段时间有天晚上下大雨去接孩子，结果道边有个施工的下水道没有井盖，因为积水特别深，天太黑看不清，一不小心就和孩子都掉进去了。幸亏旁边有人，就把孩子先救上来了，她在水里的时间稍微长了一些，结果这次月经就推后了十多天。这就属于典型的寒凝之证。寒邪客于胞中，气血运行不畅，不通则痛，故小腹冷痛；寒为阴邪，得阳而化，故小腹疼痛得温则减，遇寒加重；寒性清冷，易伤阳气，阳气不得外达，故畏寒肢冷；寒凝则血瘀，故经色紫暗夹血块，伴见舌暗、苔白、脉沉紧或沉迟等症。温经散寒、活血调经的温经汤是最具代表性的方剂。

另外，冲任虚寒亦可导致月经后期。《景岳全书·妇人归》中所言"血寒经迟"即指虚寒之证，原文记载："凡血寒者，经必后期而至。然血何以寒？亦惟阳气不足，则寒从中生，而生化失期，是即所谓寒也。"阳气不足，阴寒内盛，脏腑虚寒，气血生化不足，气虚血少，冲任不能按时通盛，血海满溢延迟，故月经推迟而至。不同于实寒者以散寒为主，虚寒者重在扶助阳气，可选温经扶阳、养血调经的大营煎加减治疗。

素体肥胖，痰湿内盛，或劳逸失度，饮食不节，损伤脾气，脾失健运，痰湿内生，下注冲任，壅滞胞脉，气血运行迟缓，血海不能按时满溢，亦可致经行错后。此类型的患者大多体型偏胖，平素白带量偏多，伴见心悸气短、脘闷恶心、舌淡胖苔白腻、脉偏滑等症。治以燥湿化痰，活血调经，如《丹溪心法》中芎归二陈汤可选。

瘀血导致月经周期的变化是双向的，既可因瘀血阻滞，血不循经而导致异常出血，表现为周期提前；也可因瘀血阻滞，冲任受阻，导致月经该来不来，表现为周期错后。瘀血作为继发性病理产物，其形成原因多样，前面已经讲述，在此不再赘述。

（三）月经先后不定期

患者月经周期不定，或提前八九天以上，或延后八九天以上，并连续发生 3 个月经周期以上者，称为月经先后不定期，或称"月经愆期"。多因肝气郁滞，或瘀血阻滞，或脾肾虚损，使冲任气血失调，血海蓄溢失常所致。

就虚证而言，主要责之于先天肾气和后天脾气。一方面，肾藏精，为先天之本，脾主运化，为后天之本，若脾肾两脏亏虚，精血化生不足，血海空虚，不能按时蓄溢，则可致月经周期延后。另一方面，肾为封藏之本，开窍于前后二阴，肾气充足则开阖有度；脾有统血之功，脾气健运，生气充足，气足则能摄血。若肾气不充，开阖不利，或脾气亏虚，统摄无权，导致冲任失固，经血妄行，则可见月经周期提前。故因素体脾肾亏虚，或因房劳多产、久病大病等损伤肾气，或因饮食失节、思虑过度等损伤脾气，皆可致冲任失调，血海蓄溢失常，患者周期或前或后，没有一定的规律可言。以肾虚为主者，多伴见头晕耳鸣、腰酸腿软等症，治疗可选补肾益气、养血调经的固阴煎。以脾虚为主者，多伴见脘腹胀满、纳呆食少、神倦乏力等症，治疗可选补脾益气、养血调经的归脾汤。

就实证而言，以气滞血瘀者最为常见，病位多责之于肝。刘完素在《素问病机气宜保命集·妇人胎产论》中指出："妇入……天癸既行，皆从厥阴论之。"若因素性抑郁，或忿怒过度，肝气逆乱，气乱则血亦乱，又因瘀血为患，冲任失司，血海蓄溢失常，遂致月经先后无定期。患者常伴见胸胁、乳房、少腹胀痛，精神郁闷，时欲太息等症，临证以《和剂局方》的逍遥散为主方加减用药，目的在于疏肝解郁、和血调经。若瘀血较重者，可酌加泽兰、益母草等活血化瘀的药物。当今社会，许多女性由于生活节奏不断加快，工作压力不断加大，长期处于精神紧张的状态，日久肝气郁结，气血逆乱，临床以月经紊乱，先后不定期前来就诊的患者为数不少。在《傅青主女科》调经篇中，傅山就将"经来断续，或前或后无定期"归结为"肝气之郁结"，认为："夫经水出诸肾，而肝为肾之子，肝郁则肾亦郁矣；肾郁而气必不宣，前后之或断或续，正肾之或通或闭耳；或曰肝气郁而肾气不应，未必至于如此。殊不知子母关切，子病而母必有顾复之情，肝郁而肾不无缱绻之谊，肝气之或开或闭，即肾气之或去或留，相因而致，又何疑焉。治法宜舒肝之郁，即开肾之郁也，肝肾之郁既开，而经水自有一定之期矣。方用定经汤。"傅山先生虽言肝肾两郁，但从定经汤的方药组成来看，柴胡、当归、白芍疏肝解郁，逍遥散用归、芍、柴，可谓半个逍遥散；熟地、山药、茯苓，有六味地黄补泻之意，加菟丝子增强滋补肝肾之功，荆芥穗和血止血。纵观全方，补泻结合，肝肾并治，先生自言："此方舒肝肾之气，非通经之药也；补肝肾之精，非利水之品也，肝肾之气舒而精通，肝肾之精旺而水利，不治之治，正妙于治也。"

（四）经期延长

如果月经周期基本正常，但每次行经期延长，出血时间超过 7 天以上，甚或淋沥半月方净者，称为"经期延长"。此类型患者在临床上也比较常见。临近考研，我在门诊就遇到过这样一个病例。患者是一个备战考研的学生，在同学的陪同下来就诊，察其面色萎黄，说话少气无力，一问才知道该患者月经已经持续十多天了，前几天经量偏多，后面几天虽然量比较少，但是沥沥拉拉总是不干净。追问月经周期，在 28~30 天，周期基本还是准的。患者自诉经常会有头晕眼花的感觉，食欲不好，睡眠也不好，经常躺在床上翻腾半天还是睡不着。像这种情况，就属于经期延长的病证。按照前面的思路，正常月经本来 3~5 天就该干净了，现在拖拖拉拉半个月，属于异常出血的情况，所以导致"月经先期"的气虚不摄、血热妄行或瘀血伤络等病机同样适用于解释"经期延长"。

（五）闭经

"妇女尤必问经期，迟速闭崩皆可见"，讲了月经推后的"迟"、月经提前的"速"，接下来讨论一下"闭"和"崩"的问题。

"闭"，本义是关门。闭经，很好理解，指的就是月经停闭。那么从疾病诊断上来讲，如何界定呢？《中医妇科临床诊疗指南》规定：闭经是指女子年龄大于 14 周岁，第二性征未发育，或年龄大于 16 周岁，第二性征已发育，月经尚未来潮；或月经周期建立后又中断 6 个月以上，或月经停闭超过既往 3 个月经周期以上。前者为原发性闭经，后者为继发性闭经。女性在妊娠期、哺乳期或绝经期的月经停闭，均属正常生理现象。如果遇到停经的患者，尤其是育龄期女性，既往曾经建立起规律的月经周期，临床应首先除外妊娠或哺乳的情况。有些少女月经初潮后，偶尔出现月经停闭现象，又无其他不适反应，可不予治疗。临床上导致闭经的原因复杂多样，若因先天性生殖器官缺如，或后天器质性损伤致无月经者，临证应结合专科检查进一步加以判断。另外，服用紧急避孕药物，节食减肥，过度运动，或因精神情志的过度刺激，生活环境的改变，或罹患严重慢性消耗性疾病等，均可导致女性闭经。

中医学多从冲任气血失调论治，亦可分为虚实两端。张景岳将其归为"血枯"与"血隔"，《类经·疾病类》曰："血枯一证与血隔相似，皆经闭不通之候。然而枯之与隔，则相反有如冰炭。夫枯者，枯竭之谓，血虚之极也。隔者，阻隔之谓，血本不虚，而或气或寒或积有所逆也。"临证需根据闭经的特点及全身症状，结合病史、病程、诱因等，重在辨明或虚、或实、或虚实夹杂的不同。虚者，多因先天不足，或后天损伤，致冲任不能满赢，血海空虚，无血可下；虚者补之使之通，或益肾填精，或温补肾阳，或补脾益气，或补血益阴，以滋养经血之源。实者，多因邪气阻滞，气血不通，冲任受阻而成；实者泻之使之通，或行气活血，或温经通脉，或祛邪行滞，以疏通冲任经脉。

（六）崩漏

《十问歌》中的"崩"，指代的是"崩漏"。崩漏是指非行经期间，阴道内忽然大量出血，或持续下血，淋沥不止的病证。一般来势急，出血量多者，为"崩"，或称为"崩中"；来势缓，出血量少而淋沥不止者，为"漏"，或称为"漏下"。崩与漏的出血情况虽有不同，但其发病机理基本一致，而且在疾病发展过程中又常相互转化，交替出现，如血崩日久，气血耗伤，可变成漏；久漏不止，病势日进，也能成崩，所以临床上常统称为"崩漏"。该病大体相当于西医学无排卵型功能失调性子宫出血，在妇科属于疑难重症。崩漏以无周期性的阴道出血为主要辨证要点，既然属于出血类疾病，所以气虚、血热、血瘀的核心病机依然适用。临证时应根据出血量的多少，病情的轻重缓急，出血的久暂、颜色、质地，结合患者的全身症状，辨明病性寒、热、虚、实的不同，治疗谨遵"急则治其标，缓则治其本"的原则，灵活运用塞流、澄源、复旧三法。明代方广《丹溪心法附余》曰："治法初用止血，以塞其流；中用清热凉血，以澄其源；末用补血，以复其旧。若止塞其流，不澄其源，则滔天之势不能遏；若止澄其源，而不复其旧，则孤阳之浮无以止，不可不审也。"

塞流即是止血。崩漏以失血为主，尤于暴崩之际，急则治其标，止血是治疗的当务之急。具体运用止血方法时，还要注意崩与漏的不同点。治崩宜固摄升提，不宜辛温行血，以免失血过多导致阴竭阳脱；治漏宜养血行气，不可偏于固涩，以免血止成瘀。塞流之药可酌用十灰散、云南白药、紫地宁血散等。

澄源即是求因治本。崩漏是由多种原因引起的，临证不可拘泥"中用清热凉血，以澄其源"，概用清热凉血药，而应针对引起崩漏的具体原因，采用补肾、健脾、清热、理气、化瘀等法，使崩漏从根本上得到治疗。临床上塞流与澄源常常是同步进行的，寓澄源于塞流之中，不可专事固涩。如纯用炒炭止血之品，常常不能收到预期的效果。

复旧即是调理善后，重在恢复既往规律的月经周期。崩漏在血止之后，或调理脾胃，以滋气血生化之源；或补益肾气，使肾气充盛，月事才能以时下。历代诸家都认为崩漏之后应理脾益肾，以善其后，只有重建月经周期，才能使崩漏得到彻底的治疗。当然复旧也需兼顾澄源。

二、经量异常

正常月经量为 50~100ml，若月经周期正常，月经量较正常明显增多者，称为"月经过多"或"经水过多"。但需要注意的是，"月经过多"的临床诊断，强调患者的月经周期和行经期基本正常，若周期提前，或行经期延长，甚至没有一个固定的周期可言，同时伴有月经量多者，则优先诊断为"月经先期""经期延长"或"崩漏"，属于前面讨论过的经期异常的范畴。试想，原来出血量为 50ml，现在变成 100ml、200ml……多出来的血是不是可以理解为异常出血呢？所以，前面在月经先期、经期延长、崩漏中所提到的病机，在这里同样适用，多因血热迫血妄行，或气虚冲任不固，或血瘀阻滞胞脉所致。

　　有经量增多的情况，自然就有经量减少的情况。若月经周期基本正常，但经量较正常明显减少，甚或点滴即净者，称"月经过少"。对于育龄期的女性，若未及时加以干预治疗，很有可能会发展成为闭经，同时还有可能影响女性的生育能力，造成不孕。即使受孕也常因缺乏足够的营养物质和经血维持胎儿的生长发育，出现流产、胎死腹中等情况。月经过少，在有的教材中被界定为经量少于 5ml，本来应该有 50ml 的出血量，现在仅为原有月经量的十分之一。导致经量减少的原因与月经周期推后甚至闭经的病机相似。究其原因，虚证多因精血亏少，或气血两虚所致，按照中医"满则溢"的月经来潮原理，血海失充，满不了就溢不出来，即时勉强溢出来，量也很少。实证或因寒凝，或因血瘀，或因痰湿，胞宫受阻，冲任不畅，道路不通，里面充盈的精血不能正常外溢，也可导致经量明显减少。

三、经色、经质异常

　　通过对月经周期、行经期和经量的分析，月经异常大体可以归结为两大类：一类属出血类病证，如月经先期、经期延长、月经量多，甚则无周期可言的崩漏，这些都属于异常出血，其发病机理无外乎气不摄血、热迫血行和瘀血阻滞。另一类则与其相反，主要表现为月经后期、月经过少和闭经。其致病原因一则为虚，精亏血虚；二则为滞，为不通，或寒凝，或气滞，或血瘀，或痰阻等。可以发现，导致每一类病证的原因都很多，机理也较为复杂，临证应如何辨别呢？可以结合经色、经质的异常变化来加以判断。经色淡红质稀，多属气虚血少；经色深红质稠，多属血热炽盛；经色紫暗夹有血块者，多属瘀血阻滞。同时，还可结合其兼见症状进行判断。

　　由于崩漏不仅表现为月经周期的异常，还兼有行经期和经量的严重紊乱，故以崩漏为例，收录两则医案进行对比分析。

【医案 1】

　　葛某，女，51 岁。1983 年 6 月 29 日初诊。月事失调多年，经期或前或后。自认为更年临至，未曾理会。3 个月前，突然经行如崩，经用多种中、西药治疗不效，而行刮宫术，其血方止。嗣后，渐见精神烦乱不安，记忆力衰退。数经妇科检查，皆以"围绝经期综合征"论治，但用药几乎没有疗效。经查：患者面色潮红，头晕目眩，性情急躁，心悸不安，腰膝酸困，脘腹灼热，午后五心烦热尤以日暮为甚，少寐多梦，且伴有口燥咽干，便秘溲赤，月事紊乱，舌红少苔，脉虚弦数。此乃肾阴亏虚，水不涵木，木燥化火，心火上炎，兼夹胃热上犯，因症情复杂，故先治以清热泻火，以缓现症之急，方用：生石膏（先煎）30g，知母15g，丹皮12g，栀子10g，朱茯神15g，生地黄24g，白芍15g，石决明（先煎）30g，生牡蛎（先煎）30g。

7月4日二诊：上药进服4剂，情绪渐趋平静，胃部灼热感消失，唯五心烦热，头晕腰酸，溲赤便秘如故。舌红少苔，脉虚而数。此时木火得平，胃热已清，当滋阴补肾，兼清虚热，从本为治。熟地黄24g，山药12g，山茱萸12g，泽泻9g，茯神9g，丹皮9g，何首乌15g，知母6g，黄柏6g，枸杞子15g，麦冬15g，五味子10g，肉桂1.5g，生地黄24g。

7月26日三诊：前方依期进退，先后共进18剂。症状随病程逐渐好转，唯午后手心微热，夜间仍稍咽干。4天前月事来潮，少腹微微隐痛，经血量少色红，舌色淡红，舌苔薄白，脉弦细。此时肾阴渐复，虚热渐退，改用六味地黄丸，早晚各1丸，淡盐水送服，连用1个月，以巩固疗效。

【医案2】

患者，女，46岁。1955年2月24日初诊，月经来潮不定期5年余，虽经多方医治，迄未治愈。每次月经来潮淋沥不断，长达二十余天，血色淡红。感少腹冷胀，腰疼痛，四肢无力，畏寒，气短懒言，头晕，纳食不馨，大便溏，日行两次。面色萎黄，舌淡胖有齿痕，苔薄白，脉沉细无力。

案1选自《山西省著名中医临床经验选粹》一书中所收录的顾兆农先生诊疗围绝经期综合征的一则医案。案2选自张培贤整理发表于1992年第1期《天津中医》的《名老中医李振华治疗崩漏验案四则》中的一则。对于月经问题，需要重点询问期、量、色、质及伴随症状。对比两案，发现患者均处于七七之年前后，天癸将尽，肾水渐亏，多年来月经周期先后不定。

很多女性认为围绝经期月经不调是正常现象，故多不就医。然案 1 葛某经行如崩，行刮宫术后，出血方止；案 2 患者则每次月经来潮淋沥不断，长达二十余天方能干净，属于"漏下"的范畴。崩中与漏下，出血有急有缓，量有多有少，但都属于异常出血，可结合经色、经质及兼见症状，从出血类病机中探究根源。

在案 1 的记录中，虽未详细说明经色、经质的具体情况，但因年过五旬，肾水渐亏，加之经水如崩，失血过多，以致真阴亏耗，故临床症见肾阴不足之腰膝酸软、面色潮红、五心烦热、口燥咽干、便秘溲赤、舌红少苔、脉虚数等症。然肝木有赖肾水濡润，心火与肾水相济，今肾虚水亏，真阴大伤，肝木因失涵而化火，心火因失济而独炽。心肝火旺，则头晕目眩、性情急躁、心悸不安、少寐多梦诸症并见。顾老辨其属虚中夹实、阴虚火旺之证，然因炎上之火势已张，如不直折，一味拘泥于滋阴补肾，譬如远水以灭近火，实难济病急之需。故初诊顾老用药以清火泄热为主，佐以养阴潜阳安神之品。二诊火势大衰，阴虚内热之证突显，故以滋阴补肾，兼清虚热，以治其本。

案 2 明确记载经血颜色淡红，伴见四肢无力、气短懒言、头晕、脉沉细无力等，属典型的气虚不能固摄血液而导致的出血。仔细阅读医案，可以发现患者少腹局部有冷感，且全身有畏寒之象，表现出局部及全身的寒象，综合考量该案患者月经不规律五年有余，故知气损及阳，辨为阳虚证则更为恰当。虚在哪一脏呢？之前讲述时提到，多归于先天肾或后天脾，察本案患者年已四十有六，已届断经之期，此时肾气已衰，肾中精气渐亏，腰为肾之府，腰失所养，故腰部疼痛；肾阳不足，命火虚衰，则不能温暖脾土，脾阳亦衰，脾肾俱虚，肾虚封藏失司，脾虚统摄无权，以致血随气陷，故月经淋沥不断；生化乏源，气血皆有不足，清阳不能实四肢，则出现四肢乏力等症；脾失健运，则纳食不馨，大便溏泄。故辨其病位在脾在肾，乃脾肾阳虚之证。《伤寒六书》中说："天癸既绝，乃属太阴经也。"李振华老中医宗此旨，投以益气健脾为主，佐以温肾助阳止血之品，处方如下：生黄芪 20g，党参 15g，白术 15g，山药 15g，柴胡 10g，阿胶珠 10g，云苓 15g，地榆 15g，炒蒲黄 10g，元肉 15g，棕榈炭 12g，肉桂 10g，炮姜 6g，7 剂，水煎服，每日 1 剂，其效甚佳。

对比解析了两则出血类案例，若为月经停闭的病症，临床又当如何分析呢？下面就以朱小南先生的一则医案稍做说明。

【医案3】

吴某，31岁，已婚。月经一向超早，2年前由上海赴外地后环境变迁，月讯杳然无迹，身体羸瘦，头眩目花，小便频数，腰酸畏寒，精神疲惫，乃于1962年2月初返沪就诊。初诊：2月16日。闭经16个月，面色不华，腰酸神疲，性欲冷淡，眼泡虚浮，脉沉细，舌质淡，苔薄白。症属肝肾虚亏，癸源不足之证。治拟补肝肾益气血。紫河车9g，紫丹参9g，巴戟9g，川牛膝9g，木瓜9g，仙灵脾9g，杜仲9g，熟地9g，白芍6g，紫石英（先煎）9g，白术9g，黄芪9g。

朱小南（1901—1974），原名鹤鸣，江苏南通人，乃名医朱南山长子。幼年读书于乡，后随父南山习医，刻苦勤奋，悉心钻研。20岁时，悬壶于上海，统治内、外、妇、儿各科；中年以擅治妇科而著称。本案患者吴某月经周期较短，2年前由上海赴外地，环境发生变化，若是因环境变迁不能很好适应，月经偶有期、量、色、质方面的变化，可嘱其观察下次月经来潮的情况。但本案患者经闭16个月，显然已经属于病理性闭经，临证应首辨虚实，辨别其到底属于"不满"不能外溢，还是"不通"不能外溢的问题。从病症表现来看，患者素体羸瘦，伴见头眩目花、腰酸、舌淡、脉沉细等一派不足之象，故朱小南先生辨其为肝肾虚亏，癸源不足之证。因肝肾不足，精血亏虚，髓海、腰府失养，故头晕眼花，腰酸腿软；肾主生殖，阳气不足，故性欲冷淡；肾虚不能温化膀胱，则小便频数。舌淡、苔薄白、脉沉细，皆为肝肾亏虚、精血不足之征，故先生治以补肝肾、益气血之法。

四、伴随症状异常

许多女性会根据自己平常经前的症状推测下次月经时间，提前做好准备。有的人在月经来潮前1周或10天会就会出现乳房胀痛，小腹部坠胀，腰酸腰痛，脚肿腿肿等症状；有些爱美的女性会发现这个时期脸上总会频繁地冒痘；还有的人发现月经前特别容易感冒，出现头痛的症状；大便和平常比起来也会发生明显的变化，比如平时大便偏干，2~3天才上一次厕所，经期前后会变得溏泄不成形；饮食口味也有所改变，有的人会总觉得饿，特别想吃东西，有的人会特别想吃冷饮，而有的人却觉得食欲比较差，没有什么胃口；尤其是许多女性情绪波动比较明显，会变得急躁、抑郁、焦虑、忧伤、过度敏感、猜疑、情绪不稳，有的人还会在月经前后频繁的长口腔溃疡，疼痛难忍……诸如此类的症状还有很多，往往因人而异，一般症状大多在月经来潮后即可消失，若症状严重，影响到正常的生活和工作，则需进行治疗。中医将其分别称为经行情志异常、经行乳房胀痛、经行发热、经行头痛、经行眩晕、经行身痛、经行泄泻、经行浮肿、经行口糜、经行风疹等，临证可参照相关症状的病机，结合经行前后的特殊情况进行辨治。现仅以痛经为例，加以说明。

痛经，又称经行腹痛，是指正值经期或行经前后，出现周期性小腹疼痛，或痛引腰骶，甚至剧痛难忍者。临床主要根据疼痛的时间、性质、部位及程度，结合月经的期、量、色、质及兼见症状进行辨证。若经前或行经期第1、2天，月经刚来时，疼痛明显者，多以实证为主；若经后疼痛明显者，则多属虚证。若小腹胀痛痛连胁肋，或见乳胀者，多属气滞；若少腹刺痛拒按，经色紫暗，或夹有血块者，多属血瘀；若小腹冷痛，得温痛减者，多属寒凝或阳虚；若经期或经后小腹隐痛喜按者，多属气血两虚，胞脉失养所致。

【医案4】

郭某，14岁，未婚。初诊：1983年2月2日。12岁月经初潮，周期尚准，量中无痛。13岁经剧烈运动，饮冷乃经量减少，此后每转腹痛。末次月经1月1日，近日腹胀隐痛。舌淡红，苔薄腻，脉沉细。辨为冲任不足，寒凝气滞。治宜温经散寒，理气止痛。当归12g，赤芍12g，川芎4.5g，桃仁、红花各9g，枳壳6g，陈艾叶6g，制香附9g，玄参6g，小茴香3g，4帖。

二诊：2月9日。末次月经2月2日，腹痛减轻，量中色暗红，夹有小血块，已将净止，现感神疲乏力。舌淡红，苔薄腻，脉细。肾气不足，寒凝气滞，经后宜益肾养血调经。党参12g，黄芪12g，肉苁蓉12g，当归

12g，枸杞子 12g，桑寄生 12g，菟丝子 12g，川芎 4.5g，生地、熟地各 9g，白术、白芍各 9g，甘草 4.5g，7 帖。

三诊：7 月 13 日。随访近 5 个月痛经已痊愈。

本案选自朱南孙医案，朱南孙乃朱小南的长女，系"朱氏妇科"第三代传人。本案患者郭某 14 岁，从病史记录中可知：患者 12 岁月经初潮，周期尚准，量中无痛，但青春期的孩子，不知经期调护，剧烈运动、贪凉饮冷，导致经量减少，此后每逢经期则伴见腹痛。实际上这种情况在临床上也比较常见，尤其是刚来月经的女孩子。当经期遇上体育课、体侧等，不好意思请假，造成行经期剧烈运动；或者是管不住嘴，贪凉饮冷，导致寒凝气滞，不通则痛，故每逢行经则腹痛。患者末次月经 1 月 1 日，初诊时间为 2 月 2 日，周期尚准，且已有腹胀隐痛之症，可知经期将至。故朱南孙教授宗先贤"寒则温之""通则不通"之旨，予温经散寒、理气止痛之法调治，以艾附暖宫丸加减进行治疗。方中四物养血止血，桃仁、红花活血通络，小茴香、艾叶温宫暖胞；香附、枳壳、玄参理气止痛。一周后复诊，获知月经于就诊当日来潮，考虑到青春期少女肾气初盛未充，冲任不足之本，经后以益肾养血、调理冲任以固其本。

第二节　带下异常

正常女子自青春期开始，阴道内有少量白色或无色透明无臭的黏性液体，具有润泽阴道、防御外邪入侵的作用。在经期前后、排卵期及妊娠早期，带下量有所增多，均属正常生理现象。若带下量过多，淋沥不断，或伴有颜色、质地、气味等异常改变者，则属于病理性带下。在《诸病源候论》中有青、赤、黄、白、黑五色名候的记载，后世《傅青主女科》创完带汤、逍遥散、易黄汤、利火汤、清肝止淋汤，分别治疗白带下、青带下、黄带下、黑带下和赤带下，但临床尤以白带、黄带、赤白带最为常见。育龄期女性因带下异常而就诊者，多表现为带下量多，常伴有颜色、质地、气味以及外阴瘙痒等异常感觉，西医妇科学的阴道炎、宫颈炎、盆腔炎及肿瘤等疾病所致的带下量多，临床上可参照进行辨证论治。由于宫颈癌在女性各种恶性肿瘤中最为多见，所以必要时应进行宫颈涂片等相关检查，避免贻误病情。绝经期女性，尤其是绝经后的患者，大多以带下过少为主要就诊原因，常伴有外阴干涩、瘙痒等异常感觉，这与雌激素水平下降，阴道分泌物减少有密切关系。

《傅青主女科》说："夫带下俱是湿症。"湿邪为患，有内外之别。外湿，或来自潮湿的工作、生活环境，如涉水淋雨，居处潮湿，水中作业等环境中感受湿邪，或因经期、产后胞脉空虚，摄生不洁，湿毒邪气乘虚而入，以致任脉损伤，带脉失约，引起带下病。内湿，则与脏腑功能失调有关，其中尤以脾主运化、肾主水的功能关系密切。若因饮食劳倦，损伤脾气，脾失健运，水湿内停，下注任带，则成带下病。若因素体肾气不足，下元亏虚，或房劳多产，损伤肾气，气化失常，水湿内停，而使带脉失约，任脉不固，也可致带下增多。湿邪为患，又有兼寒、兼热之不同。就带下而言，一般色淡、质稀、没有明显臭秽的味道，瘙痒感不明显者，多属寒湿；带下色黄、质稠，臭秽味道明显，且伴有明显的瘙痒感者，则多属湿热。再者，可以结合患者全身情况进行判断。寒与湿相兼为患，两者均为阴邪，寒易伤阳气，湿则容易困阻人体的阳气，故寒湿患者多伴见面色晦暗、口淡不渴、口中黏腻、肢体浮肿、小便清长、大便稀溏等表现。湿热为患，关键在于湿与热相合，且湿邪日久不运，又易郁久化热，正因为有热，所以湿热患者会有皮肤瘙痒、口苦口臭、汗出、身热不扬、小便短黄、大便黏腻不爽等症状。察其舌象，因都有湿邪为患，故舌形均胖大、边有齿痕，舌苔偏腻。但寒湿为患，舌体的颜色偏浅，舌苔多为白厚腻苔；湿热为患，舌体颜色偏红，舌苔则多为黄厚腻苔。

一、白带

凡妇女阴道内流出白色黏液，如涕如唾，绵绵不断，或量多而淋沥不止者，称为白带，多因脾肾阳虚，寒湿下注所致。临证应注意鉴别到底是脾的问题，还是肾的问题，或者是两者兼而有之。脾虚者，多因饮食不节，劳倦过度，或忧思气结，损伤脾气，运化失职，湿浊停聚，流注下焦，伤及任带所致。临证可见带下色白量多，质地稀薄，无臭气，绵绵不断，劳累后白带明显增多，伴见食少纳呆、腹胀便溏、倦怠乏力等脾虚症状，湿浊内盛者，还可兼见浮肿等症。最具代表性的方剂是《傅青主女科》的完带汤。方中重用白术、山药为君，意在补脾祛湿，使其"脾气健而湿气消"，山药并用有固肾止带之功。人参补中益气，以助君药补脾；苍术燥湿运脾，以增祛湿化浊之力；白芍柔肝理脾，使肝木条达而脾土自强；车前子利湿清热，令湿浊从小便而出，共为臣药。陈皮理气燥湿，既可使补药补而不滞，又可行气以化湿；柴胡、芥穗之辛散，得白术则升发脾胃清阳，配白芍则疏肝解郁，为佐药。甘草调药和中为使药。肾虚者，多因素体禀赋亏虚，或恣情纵欲，肾阳虚损，气化失常，寒湿内盛，致带脉失约，任脉不固，故带下色白量多如注，较脾虚证者量更多、质更稀，并伴见腰膝酸软、头晕眼花等肾虚症状，治以温肾助阳、涩精止带，可选《女科切要》的内补丸。但脾肾两脏的阳虚，临床上经常相互累及，可兼而有之。

若带下色白，量多质稠，如豆渣状或凝乳状，气味酸臭，伴有阴部瘙痒者，大体相当于西医学的霉菌性阴道炎。它多由白色念珠菌引起，好发于免疫功能低下的中老年女性。白色念珠菌属于典型的机会致病菌，在人体正常情况下，阴道内就存有该菌类，但当人体免疫力低下的时候，该菌会导致人体感染疾病，主要为内源性传染，可通过性交直接传染，还可以通过接触感染的衣物间接传染。机体免疫力低下、阴道污染、穿紧身化纤内裤及肥胖均可导致诱发。主要表现为外阴阴道瘙痒、灼烧，症状时轻时重，还存在不同程度的白带异常、排尿痛等症状，严重影响妇女身心健康。虽同为白带，但中医亦多按湿热下注论治，治疗以清热祛湿为主。若反复发作，久治不愈者，大多机体免疫力差，中医学认为多因湿热日久损伤脾肾所致，故治疗时，多在辨证用药的基础上，兼用一些健脾或者补肾的药物。

二、黄带

带下色黄，量多，黏稠，气味臭秽，或伴阴部瘙痒者，多属湿热下注。湿热黄带，一则定位在脾，或因外感湿毒之邪，或因脾虚湿盛，蕴久化热，湿热熏蒸，流注带脉，而成黄带；伴见胸闷心烦、口苦咽干、纳食较差、小腹或少腹作痛、小便短赤、舌红、苔黄腻、脉濡数。临证治以清热利湿止带，如止带方等。再则定位在肝，足厥阴肝经环阴器，抵小腹，若肝经湿热下注，则症见带下量多，色黄或黄绿如脓，质黏稠或呈泡沫状，有臭气，伴阴部痒痛、头晕目眩、口苦咽干、烦躁易怒、便结尿赤、舌红、苔黄腻、脉弦滑而数等。治宜泻肝清热除湿，方以龙胆泻肝汤为基础，可酌加苦参、黄连等清利湿热。

三、赤白带

白带中混有血液，赤白杂见，连绵不绝者，称为赤白带，可因肝经郁热，或湿热下注所致，亦可见于肾阴不足、阴虚火旺者。若因精神情志因素，郁怒伤肝，肝郁化火，木旺乘土，使脾不统血，肝不藏血，渗于带脉而成赤带，症见赤白带下，质地黏稠，气味臭秽，外阴灼热瘙痒，甚或局部肿痛，伴见小便不畅、疼痛，舌质红、苔薄黄，脉弦或稍数等症，治宜清肝泻火止带，方选傅青主的清肝止淋汤。若素体肾阴亏虚，阴虚生内热，火热下扰冲任，以致带脉失约，而成赤白带下。常伴腰膝酸软、头晕耳鸣、潮热盗汗、手足心热、舌红少苔或花剥、脉细数等症。此外，女性绝经后又见杂色带下，颜色赤黄略褐，淋沥不断，伴气味臭秽异常者，多属湿热夹毒下注所致，预后多不良，应及时做妇科检查，以进一步明确诊断。

【医案5】

孙某，34岁。下腹胀满、白带清稀、腰酸腿软、肢冷、便溏、常太息。曾服消炎药无效而邀余诊治。诊其脉虚细濡弱，舌胖嫩、苔白。辨证为湿盛而火衰，肝郁而气弱，脾土受伤，湿土之气下陷，属脾虚湿浊。法当大补脾胃之气，兼舒肝之品。遂宗傅氏"完带汤"投之。药用：白术30g（土炒），山药30g，人参6g，白芍15g（酒炒），车前子10g（酒炒），苍术10g，甘草3g，陈皮3g，黑芥穗3g，柴胡5g。3剂后，白带明显减少，腹胀便溏亦有好转。再服3剂，诸症悉除。

本案选自张守臣、张旭东发表于 1997 年《中医杂志》第 8 期《〈傅青主女科〉临床应用治验》中的带下案。本案患者孙某以白带量多、质稀为主诉就诊，病史记录其曾服用消炎药，但药后无效，临床也常能见到类似的患者，因白带异常就自行服用一些消炎药，或者是从药店买一些外用栓剂，但因药物选择有误，常导致炎症反复或加重。故傅山言："妇人有终年累月下流白物，如涕如唾，不能禁止。"先生认为此乃"湿盛而火衰，肝郁而气弱，则脾土受伤，湿土之气下陷，是以脾精不守，不能化荣血以为经水，反变成白滑之物，由阴门直下，欲自禁而不可得也。"故治以完带汤，全方用药精当，傅山先生言："此方脾、胃、肝三经同治之法，寓补于散之中，寄消于升之内，升提肝木之气，则肝血不燥，何至下克脾土；补益脾土之元，则脾气不湿，何难分消水气。至于补脾而兼以补胃者，由里以及表也。脾非胃气之强，则脾之弱不能旺，是补胃正所以补脾耳。"